介護Library

パジャまくら体操

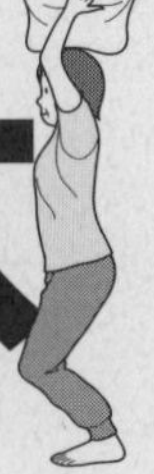
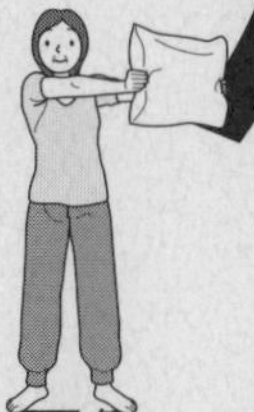
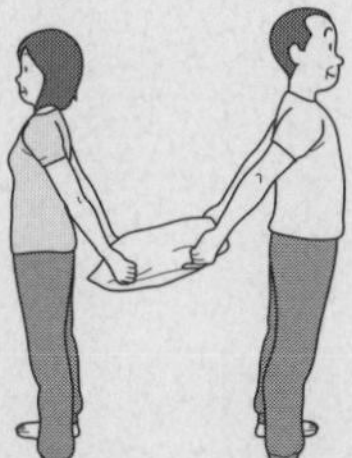
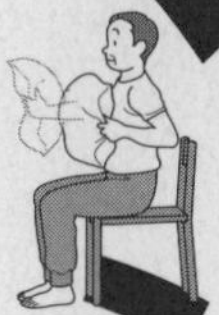
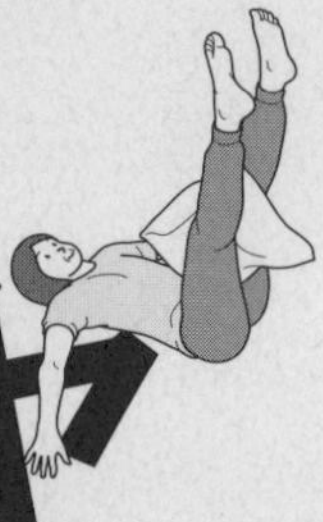

健康生活研究所 所長
岡田麻紀

講談社

はじめに

子どもの頃、体を動かすことは、誰にとっても楽しくてわくわくすることではなかったかと思います。全身をのびのびと動かす心地よさを、体が求めていたような感覚はありませんでしたか。

私の専門は保健体育科教育です。幼児や児童生徒、大学生から成人まで、様々な人に運動を指導しています。現場で活動し、みなさんと直に接してつくづく思うのは、運動とは、年齢に関係なくそれ自体が私たち人間にとって「快」であるということです。

体を動かすと楽しい！　気持ちいい！
リフレッシュできる！　スッキリした！

こんな「快」を感じられて、しかも健康にいい運動が、この本で紹介する「パジャマまくら体操」です。ネーミングの通り、朝起きた後、もしくは夜寝る前にパジャマを着たままで、まくらを使って簡単にできる体操です。また、顔を洗ったついでにできる「タオルエクサ」、お風呂やシャワーの後、ドライヤーをかけながらできる「ドライヤーエクサ」もあわせて紹介します。

大空に向かって思いっきり背伸びしたとき、なんとも言えない心地よさを感じたことのある人は、体を動かすこと――あなたにとって気持ちのよい運動――が好きな人です。この「パジャマまくら体操」が、みなさんにとって、体を動かす一助となれば幸いです。

パジャまくら体操　もくじ

3　すっきり目覚める！　タオルエクサ

4　寝たきり予防に！　ドライヤーエクサ

1

体操を始める前に

体は運動を欲している

私たち人間は、はるか昔この世に誕生してから、いつも体を動かして生きてきました。ですが、交通手段が発達し生活環境が変わり、娯楽の種類も豊富な今の世の中では、運動から離れる人が増えています。例えば「やりたくない」「スポーツが苦手」（中高生）、「仕事が忙しい」（社会人）、「疲れてしまう」「無理したくない」（高齢者）というような理由をよく耳にします。

苦手意識がある人にとって、運動とは、成績のため、健康のための義務で、お金と時間をかけてやるものなのかもしれません。人間に当たり前にそなわっている「体を動かす」という行為が、日常生活からかけ離れた「特別なもの」になってしまっています。

日常生活のなかでできる自然な運動がいい

運動とのかかわり方には個人差があり、人によって様々です。しかし、運動が特別なものとなり、本質が忘れ去られているとしたら、非常に残念なことです。その本質とは、運動を「快」だと思う、あなた自身の感覚です。

私はこれまで様々な年代の方に、特別な技術を必要としないストレッチや簡単な体操などを教えてきました。すると、それまで運動に抵抗感があった人から、「体を動かすことがこんなに楽しいとは思わなかった」という感想をたくさん聞くようになりました。
冒頭でも触れましたが、運動とは誰にとっても、本来「快」なのです。そして、本来は「日常生活のなかで起こる動作」の延長上にあるものです。
昔の人々にとっては、長距離を歩いたり、手作業で畑仕事をするのは当たり前のことで、それが自然に「定期的な運動」になっていました。もちろん、昔の人と同じ重労働をする必要はありません。日常の自分の体の動きをちょっとだけ大きく広げて、体が喜ぶような動作をすること、それが現代の私たちに必要な運動なのではないでしょうか。

気持ちのいい運動こそ体によい

私は二〇〇八年に「やきとりじいさん体操」という体操を考案・発表しました。幸い、多くのメディアで紹介され、ＹｏｕＴｕｂｅの動画も一〇〇万アクセスを突破、同年の末には賞までいただきました。この体操が話題になったことで、誰もが楽しくできて健康にいい運動を求めているということを痛感しました。
本書で紹介する「パジャまくら体操」などのエクササイズは、この「やきとりじいさん体操」のベースとなったものです。私自身、この体操によって肥満を解消し体調を整えることができました。それだけでなく、体の細胞一つひとつが「嬉しい！」と叫び声をあげるような、そんな体の芯からの心地よさを実感することができました。
苦痛がなく、「気持ちいい」と思える運動こそ、体によいと私は考えます。「パジャまくら体操」には多くの動作がありますが、自分が心地よいと思える動きを見つけて実践してみてください。

パジャまくら体操に期待できる効果

成長のピークを過ぎると、人間の体には加齢にともなう老化現象が起こります。そこで適度な運動を行わないと、体に「こり」がたまって血流が悪くなり、筋肉や関節も動きにくくなって、痛みを感じることもあります。すると、運動をしたいという気持ちが徐々に失われていきます。

また、運動不足によって一定の姿勢でいることが多くなると、それが当たり前の生活になってしまい、体を動かす気力が失われ、ますます運動から遠ざかることになります。結果、体がさらに硬くなり、より衰えていくという悪循環に陥りがちです。

本書で紹介するエクササイズには、このような悪循環を断ち切り、よい循環に変えていく効果が期待できます。それが健康の維持・増進や介護予防につながっていきます。

運動によってこりがほぐれ「好循環」が生まれる

パジャまくら体操は基本的に、まくらを手に持ったり脚に挟んだりして、ゆっくり体を動かして行います。タオルエクサやドライヤーエクサも、使うものは異なりますが、同じようにじっくりとマイペースで行います。

自分に合った適度な運動をすると、全身の新陳代謝がよくなり、体調を整えることにつながります。また、体に徐々に様々な動きを加えていくことで、こりがだんだんとほぐれていき、筋肉や関節が柔らかくなり、動きやすい体に変化していきます。

心と体はつながっていると言われますが、体のこりがほぐれると、心もほぐれてきます。気持ちよさを感じるほどに心身ともにリフレッシュし、また運動したくなるという、好循環が生まれます。

若返った気持ちでいきいきと毎日を送るきっかけに

この運動に慣れてきたら自分なりの体操メニューや動作を工夫してみることもお勧めです。自分の体の声にじっくりと耳を傾けて、「この動きは自分に合っているかな?」「こんな動きもしてみよう」と考えることで脳を使えば、認知症の予防にもなるでしょう。

心と体が柔らかくなり、脳が活発になると、若返った新しい自分に出会うことができるでしょう。私は、自治体主催の運動講座などで、高齢の方に体操を教えていますが、みんなで体を動かした後は、参加者のみなさんの顔が若々しく輝いて見えます。笑顔もこぼれます。こうした変化も、運動の心地よさからくるものだと言えるでしょう。

パジャまくら体操を続けることで、毎日がみずみずしいものになると私は確信しています。

パジャまくら体操のいいところ

パジャまくら体操、タオルエクサ、ドライヤーエクサの三つの運動には、多くのメリットがあります。心身に期待できる効果だけではありません。ここでは、数ある利点を五つの項目にまとめてみました。これだけ「いいこと」があると、やってみたくなりませんか?

1 忘れずにできるので、三日坊主にならない

本書で紹介する運動は、誰もが一日に一〜二度は必ず目にするまくらやタオルを使います。それらがきっかけとなるので、忘れずに続けやすい運動だと言えます。

2 とにかくお金がかからない

本書で紹介するエクササイズは特別な器具を必要としません。新しいジャージやスニーカーも必要ありません。本来、運動に必要な費用は〇円でいいのです。

3 いろいろなバリエーションが考えられる

動作の組み合わせを変えることで自分のニーズに合ったメニューをつくることができます。続けてタオルエクサやドライヤーエクサもあわせて行えば、よりいっそう運動の幅が広がります。

4 いつでもどこでも、やりたいときにできる

運動に最も適したタイミングは、「運動したい！」と思ったときだと私は考えています。この本で紹介するのは、扱いやすいものを使って、ちょっと時間が空いたときや何かのついでにできる、行いやすい運動ばかりです。

5 無理しないで、楽しみながらできる

競技スポーツのような、高度な技術を要する動作は一切ありません。自分の体に向き合うことで、新しい自分に出会う——そんな深い楽しみと希望のある体操です。

決まりはただ一つ――「無理をしないこと」

パジャまくら体操は、自宅でパジャマを着たままでも、まくらがあれば簡単にできるということで、この名称をつけました。タオルエクサやドライヤーエクサも同様です。もちろん場所は自宅でなくてもいいですし、服装も、必ずしもパジャマである必要はありません。パジャまくら体操に難しいルールはありません。

実は私は、子どもの頃から体を動かすのは好きでしたが、継続して決められた運動を定期的に行うことが苦手でした。ところが、ここで紹介するパジャまくら体操には難しいルールがないので、時間がなくても、どんなに疲れていてもすんなりできてしまいます。おかげで、この体操は、私が初めて健康のために長く続けられたエクササイズになりました。

でも、エクササイズを始めるにあたり、一つだけ決まりがあります。

それは、無理をしないこと。

痛みやつらさを感じるのは、やりすぎのサインです。ポーズが完全にイラスト通りになる必要はありません。ご自分の体力やその日の体調に合わせて無理なく行ってください。

この本では様々な動きや、それを組み合わせたメニューを提示していますが、それらはあくまで目安です。加えて、回数は何回でもいいので、自分のできる範囲で継続しましょう。

2

やってみよう！
パジャまくら体操

パジャまくら体操に必要なもの

そもそも、まくらを体操に使う理由は二つあります。
一つは、手にまくらを持つことによって、それを負荷にして関節の可動域を広げたり、まくらを脚で挟んだりして、日常とは異なる動きができ、日頃の活動では鍛えにくい部分を存分に動かせるからです。もう一つは、まくらを目にすれば、それが運動するきっかけとなるからです。

体操に適したまくらとは

基本的に、自分が普段使っているまくらで体操するのをお勧めします。重さより持ちやすさが重要です。次のようなまくらは、特に使いやすいと思います。

・肩幅より少し大きいくらいのまくら（両手を伸ばしてまくらを持つポーズが多いため）
・柔かめのまくら（まくらを脚で挟んだり投げたりするときに安心）

まくらの代わりに、クッションや丸めたバスタオルなどでも代用できます。私が体操講座を行うときは、座布団などを使うこともあります。新聞紙や雑誌などを束ねて重くし、運動強度を高めるのもいいでしょう。自分の体と対話しながら、ぜひ様々な方法で試してみてください。

動きやすい服装であればいい

なお、服装は運動の習慣をつける意味でも、最初はパジャマが適していると思います。朝起きた直後や夜寝る前に、人はパジャマを着ています。その時間帯に軽い運動をすれば、気持ちよい目覚めや快眠が期待できます。忙しい朝や一刻も早く寝つきたい夜もあるでしょう。そういうときは睡眠の前後ではなく、普段着のままでよいので動きやすい服装で、できるときにパジャまくら体操を行ってみてください。

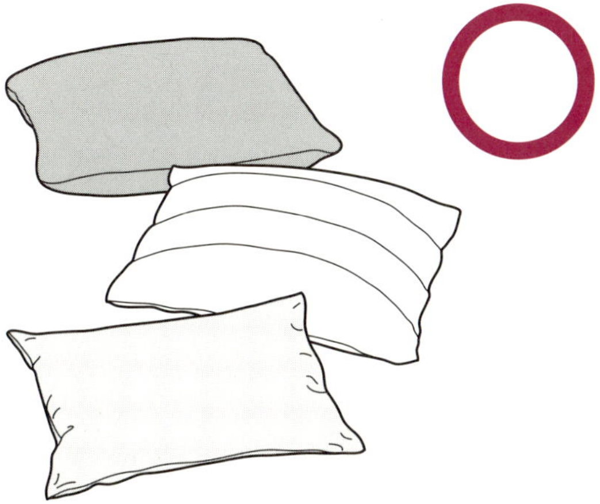

肩幅より少し大きいくらいの一般的なまくらがお勧め

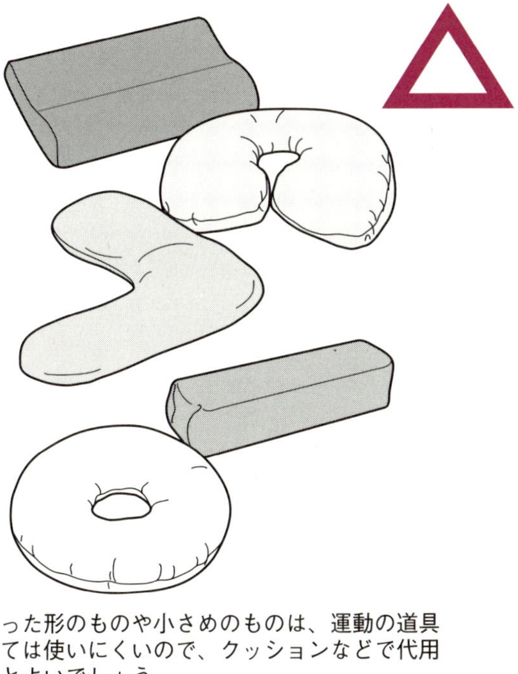

変わった形のものや小さめのものは、運動の道具としては使いにくいので、クッションなどで代用するとよいでしょう

最初に「肩伸ばし」をやろう

この本では様々なメニューを紹介しますが、各メニューに入る前に、次ページで紹介する「肩伸ばし」運動を行うことをお勧めします。

一般に、部位別に行う運動は、例えば「腕のトレーニング」「腹筋運動」「腰のストレッチ」などのように、部分にターゲットを絞った呼び方がなされることが多いです。

こう言われると、それぞれの部位だけを動かしているように感じますが、実際には体は常に連動しています。ですので、どの運動を行う場合でも、まずは「全身を目覚めさせ、これから体を動かす」状態にすることが大切です。

朝、目覚めたときや、日中に少し体がこったな、と感じたときにぐーっと両手を上げて背中から肩を伸ばす人は多いでしょう。伸びた状態から戻る瞬間の、止まっていた血が全身に一気に巡るような心地よさを、みなさんはご存じのことと思います。そのようなイメージで体をリラックスさせ、それ以降に続く運動のための準備となるのが、次ページの「肩伸ばし」です。

それぞれのメニューの最初に行うことで、この動きが「準備運動」の役割を果たします。ただし、体の声に耳を傾け、肩伸ばしをやらずに「今日は腰ひねりだけ」「まくら引き寄せと、斜めまくら引き寄せだけ」という選択でも、もちろん大丈夫です。

基本の動作──「肩伸ばし」

**背中の上の部分のこりや、
肩のこりがほぐれて気持ちよく感じる動きです**

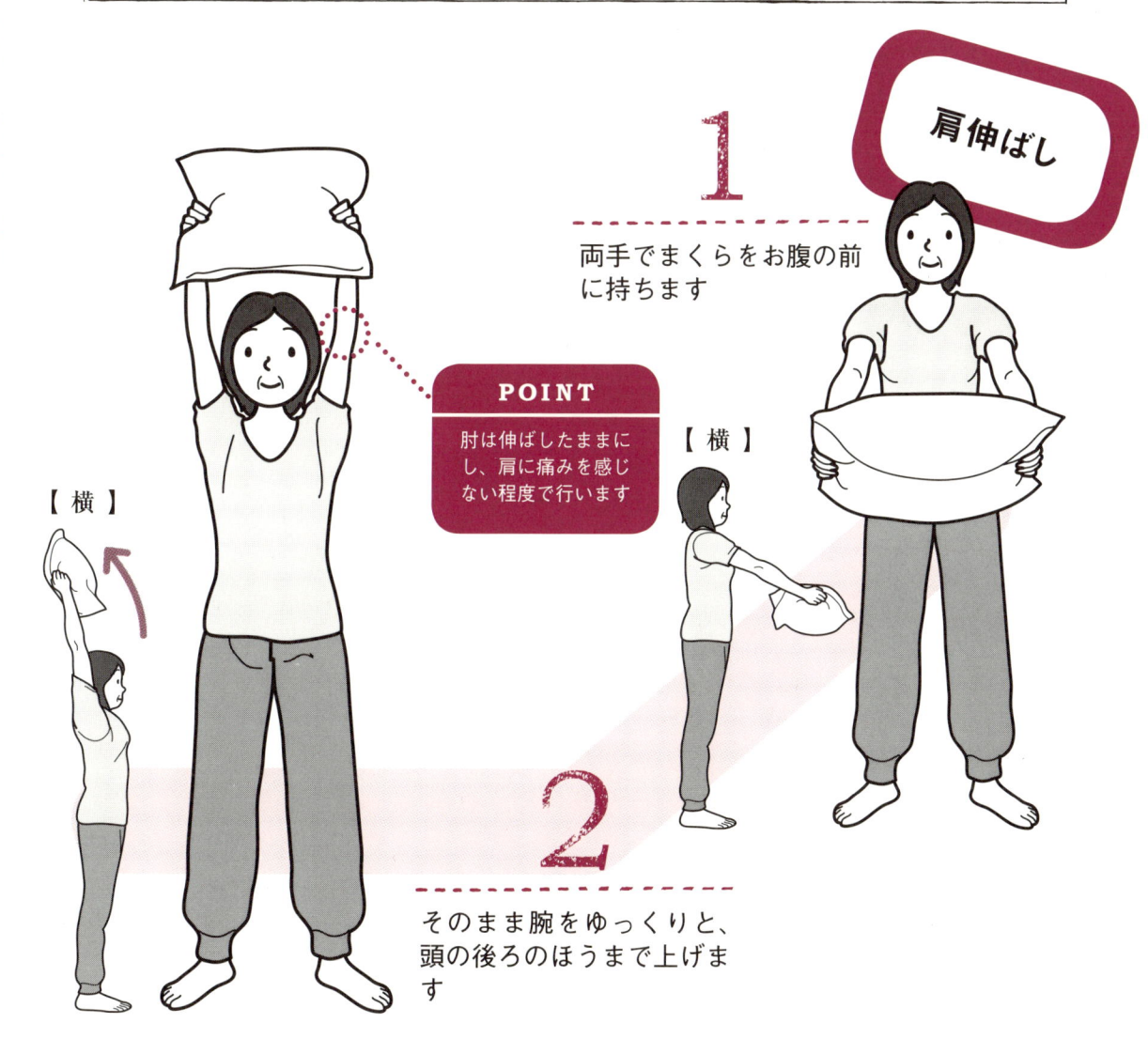

【横】

1

両手でまくらをお腹の前に持ちます

【横】

POINT

肘は伸ばしたままにし、肩に痛みを感じない程度で行います

2

そのまま腕をゆっくりと、頭の後ろのほうまで上げます

お悩み別 体操メニュー・インデックス

とりあえず運動してみたい

「何から始めていいか分からない」「悩みはないが、とりあえずリフレッシュしたい」という人は全身の運動から始めましょう。

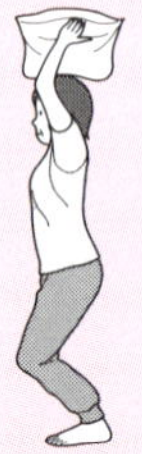

p22〜27 スタンダードメニューへ

腰の痛みをなんとかしたい

腰痛を悪化させたくない方、腰痛になりたくない方は、腰まわりや腹筋・背筋を無理なく鍛える運動を行いましょう。

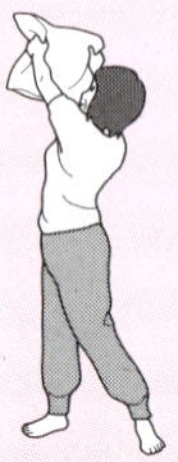

p28 〜 32 メタボ解消・腰痛予防メニューへ

肩や背中がこってつらい

背中から肩のあたりを気持ちよく伸ばすメニューを、マイペースで無理なく続けることをお勧めします。

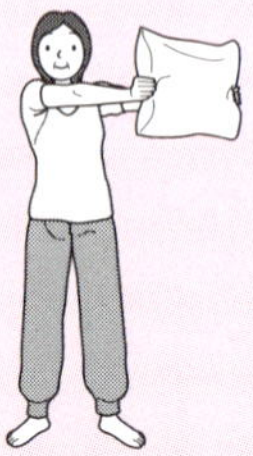

p34 〜 38 つらい肩こり解消メニューへ

荷物を持ち歩くのがたいへん

起き上がったり、手すりを持って歩くために、上半身の筋肉を鍛え、寝たきりも予防しましょう。

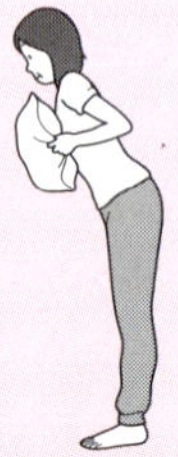

p40 〜 43 上半身の強化メニューへ

一生自分の足で歩きたい

「最近、足腰が弱ってきた」「転倒を防ぎたい」という方に、ぜひ行ってほしいメニューです。

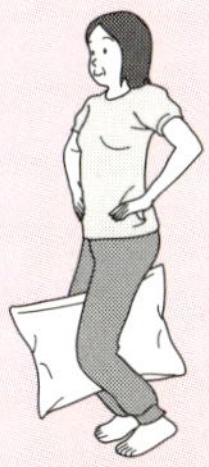

p44〜47
寝たきり
防止
メニューへ

猫背をなんとかしたい

姿勢がよい人は、若々しくいきいきとして見えます。自然にすっきりと背中が伸びる運動で、よい姿勢を目指しましょう。

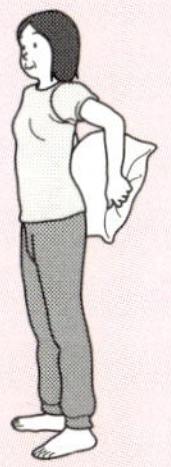

p48〜51
背中をすっきり
伸ばす
メニューへ

起き上がるのがたいへん

立ち上がって運動するのが難しいときは、寝たままできるメニューにトライしてみてください。

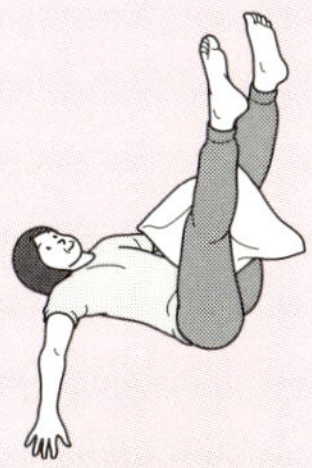

p52〜57
応用編①
寝たままできる
体操メニューへ

一人でやるのはつまらない

家族や友人と過ごすのが好きな人は、ぜひこの体操を一緒にやってみてください。一人のときとは違った面白さを経験できます。

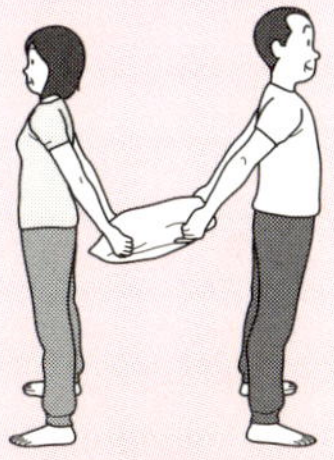

p58〜63
応用編②
2人でやって
みよう！へ

立ち上がるのがたいへん

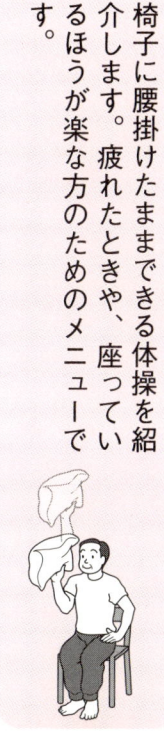

椅子に腰掛けたままできる体操を紹介します。疲れたときや、座っているほうが楽な方のためのメニューです。

p64〜68
応用編③
座ってできる
体操へ

スタンダードメニュー

足腰を使う運動と、肩まわりを中心とする
上半身を動かす運動を組み合わせたメニューです。
全身をまんべんなく動かすことができます。

1 まくらスクワット

腕を軽く曲げた状態で、まくらを頭の上で保持します。肩幅ぐらいに足を広げます

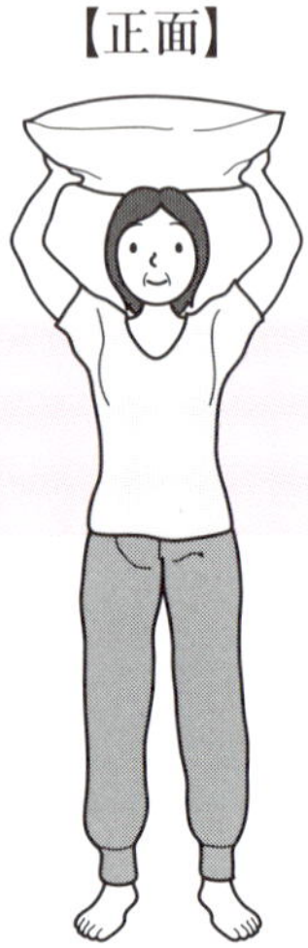

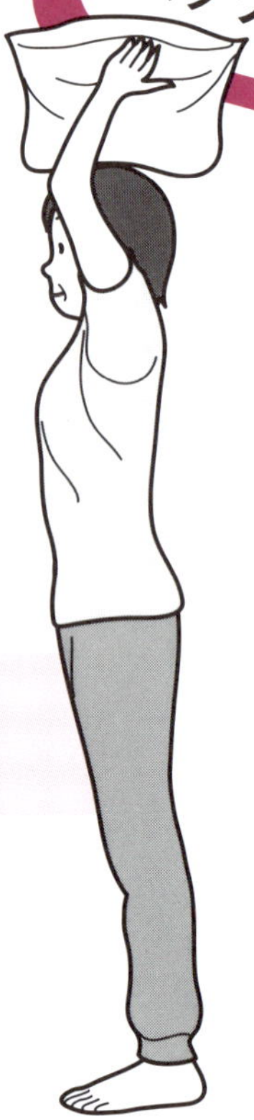

ここに効く！

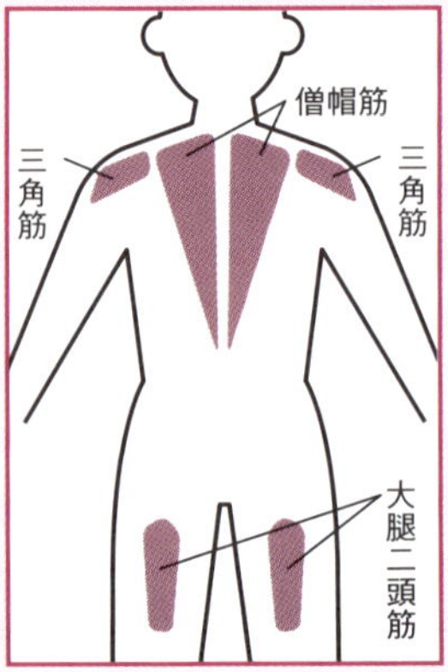

大腿二頭筋などの太腿の筋肉や、腰のインナーマッスルの大腰筋、肩から首にある三角筋や僧帽筋を中心に、体全体をまんべんなく刺激できます

2

その状態のまま、ゆっくり膝を曲げていきます

【正面】

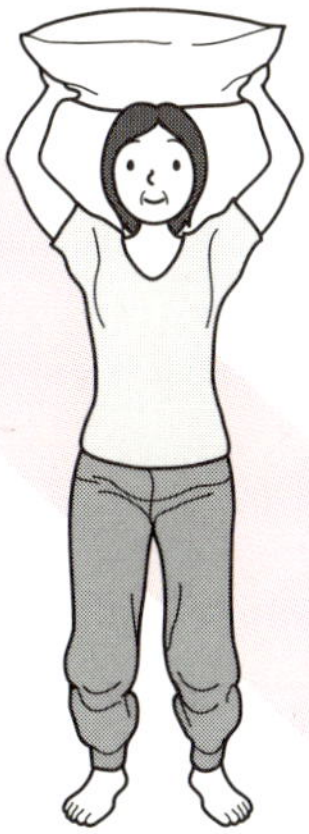

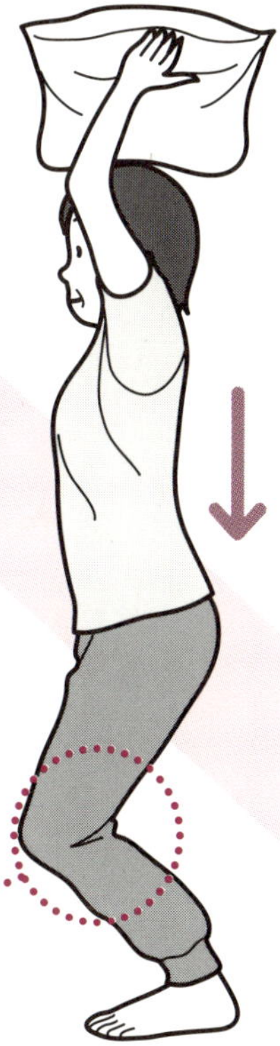

POINT

無理せず曲げられる程度にします

【正面】

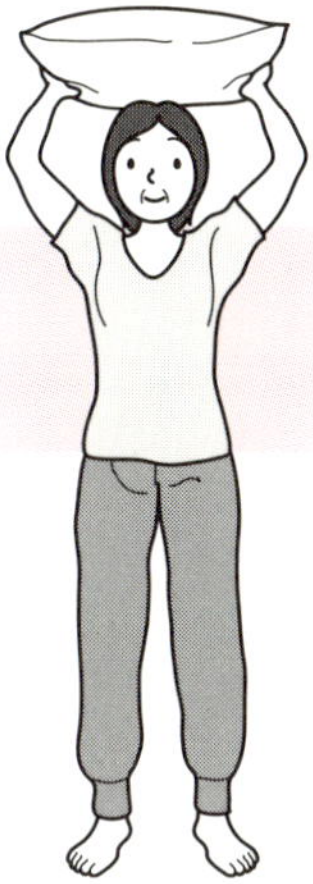

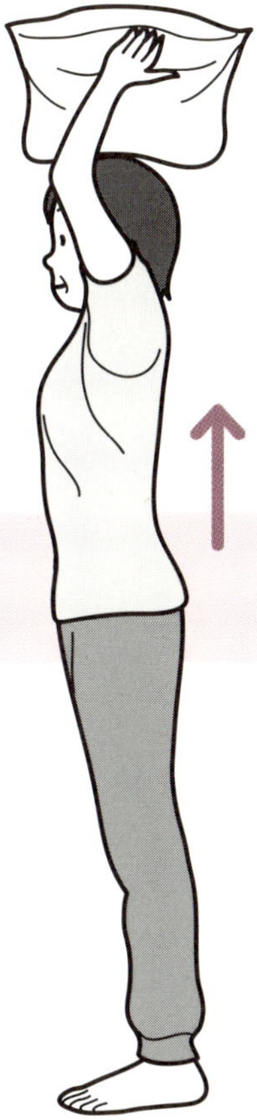

3

膝を伸ばして元の姿勢にゆっくり戻します

Memo

太腿が鍛えられ、脚力のアップにもなります

背中伸ばし

1

まくらを持って腕を伸ばした状態で頭の上に保持します

【横】

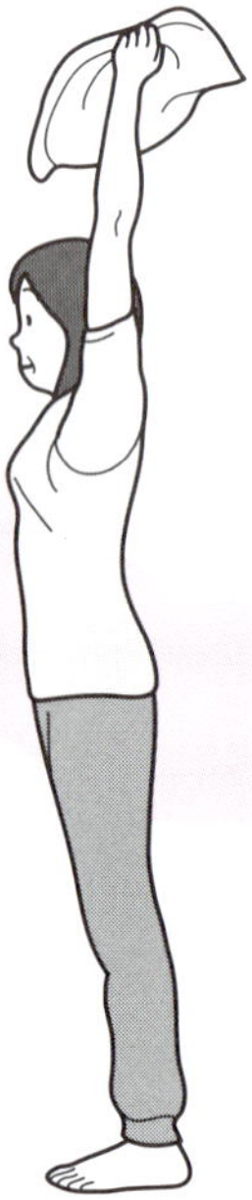

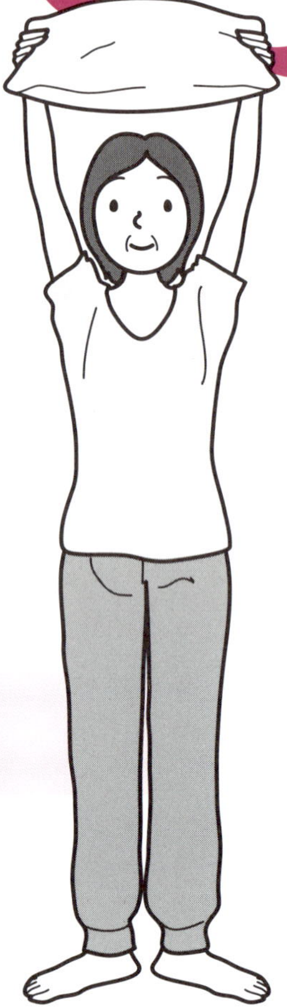

2

肘から先を曲げてまくらを頭の後ろに動かします

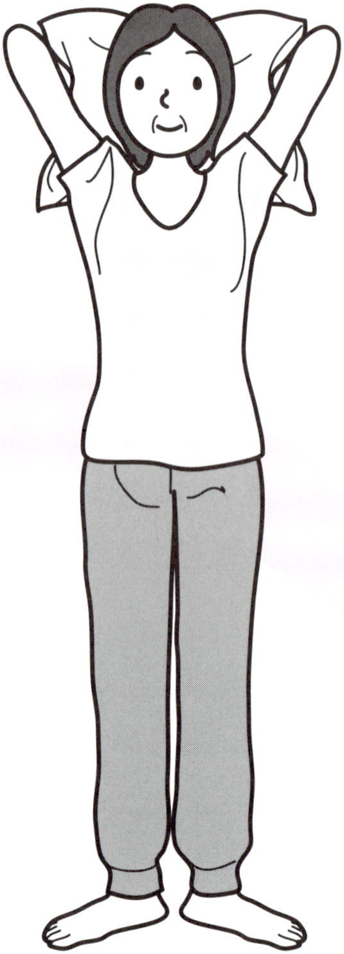

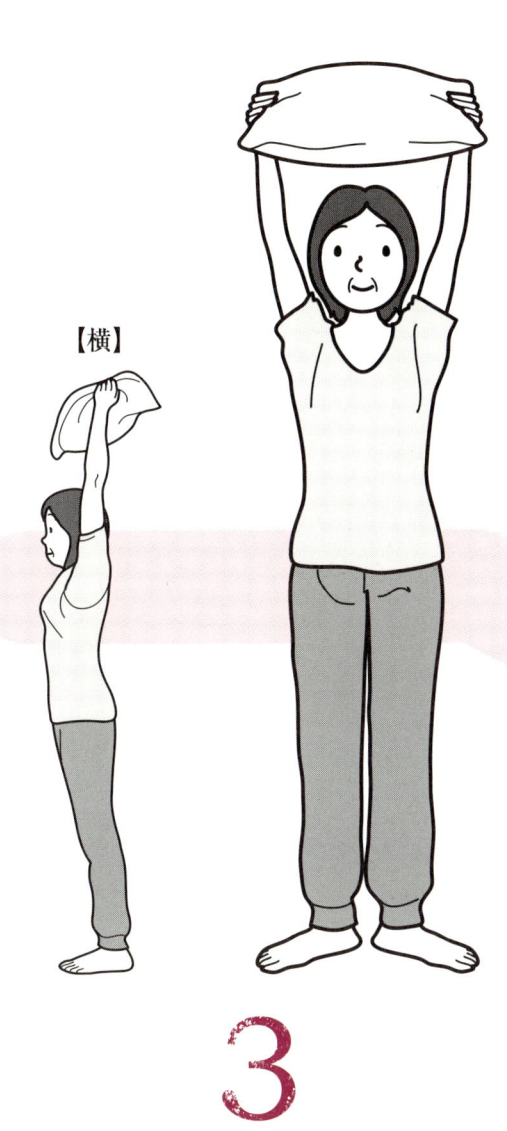

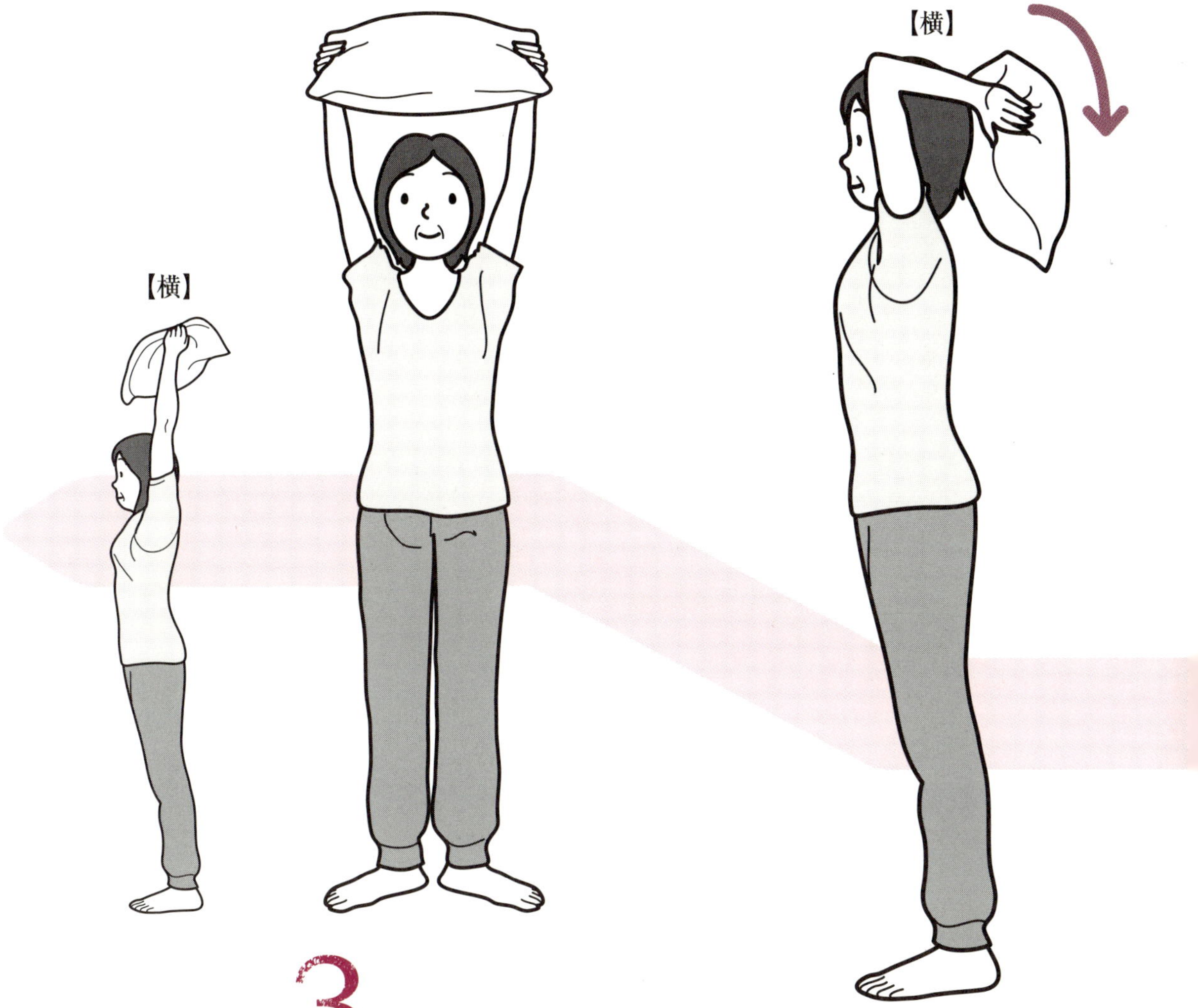

3

ゆっくりと元に戻します

Memo

まくらを後頭部に軽く当てるような気持ちでやれば、背中がスッと伸びます

肩甲骨ほぐし

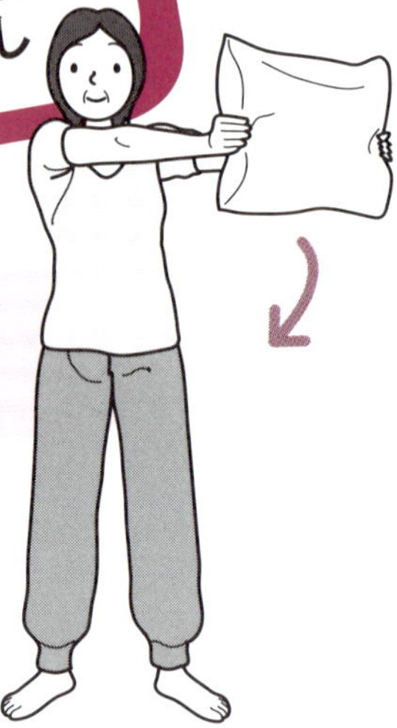

1

まくらを体の真横に突き
出すようにして持ちます

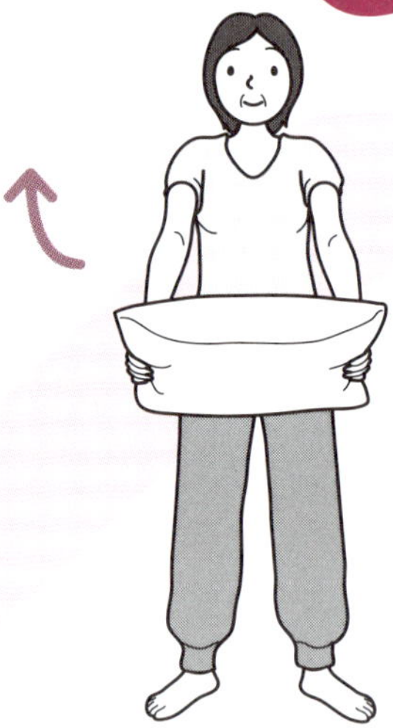

2

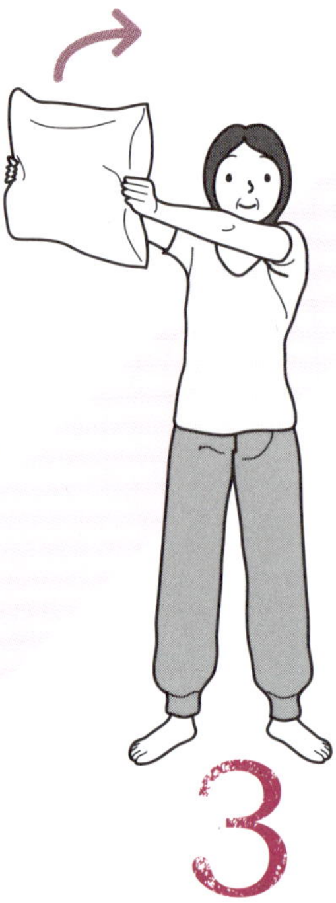

3

4

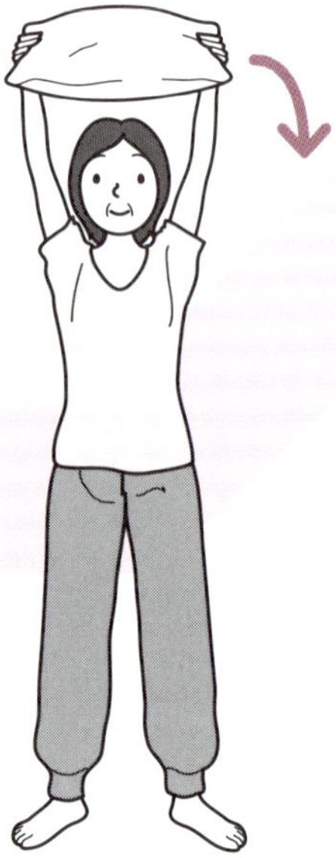

2-4

まくらを下から上へ、体
の正面で1回転させます

POINT

体の正面でまくらが円を描くように回転させます

5-6

1と同じ姿勢に戻ったら、同じ方向にさらにまくらを半回転します

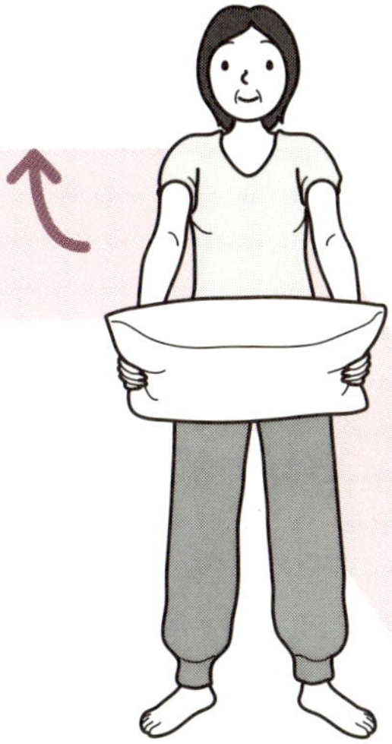

5

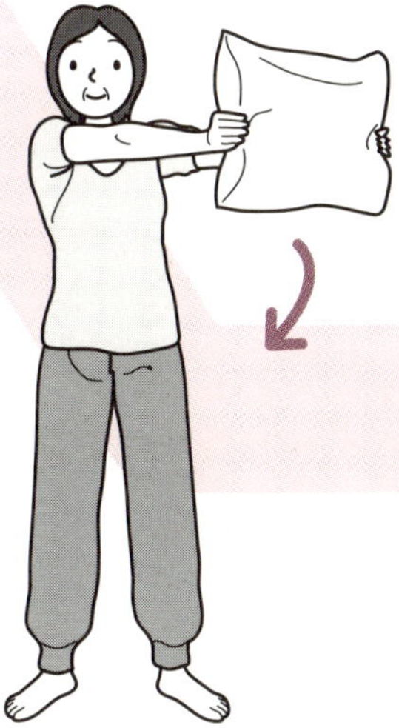

6

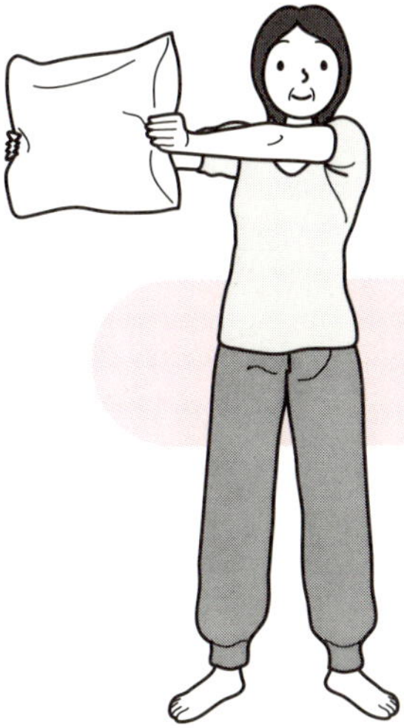

7

まくらが1と反対の位置にきたら、今度は反対まわりにまくらを1回転半させます

Memo

背中の肩甲骨が動くのを意識して行いましょう

メタボ解消・腰痛予防メニュー

お腹まわりの筋肉を集中的に動かす運動を組み合わせました。腹筋は、姿勢の維持や起き上がるときにも必要となる筋肉です。シェイプアップだけでなく、寝たきり予防としてもお勧めです。

1

ウエストひねり

まくらを体の前で持ちます

POINT

肘を軽く曲げて、まくらは体から少し離します

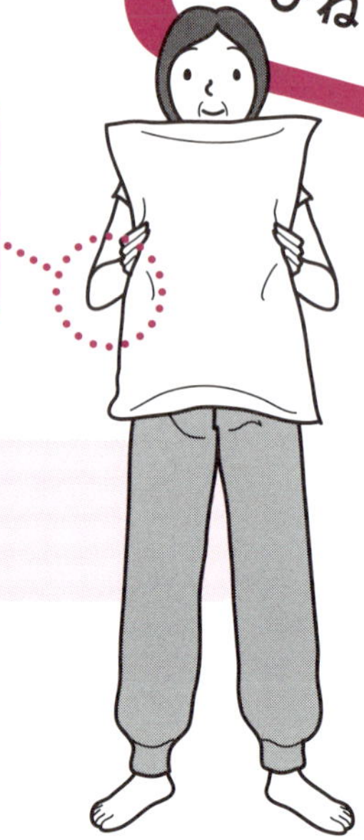

ここに効く！

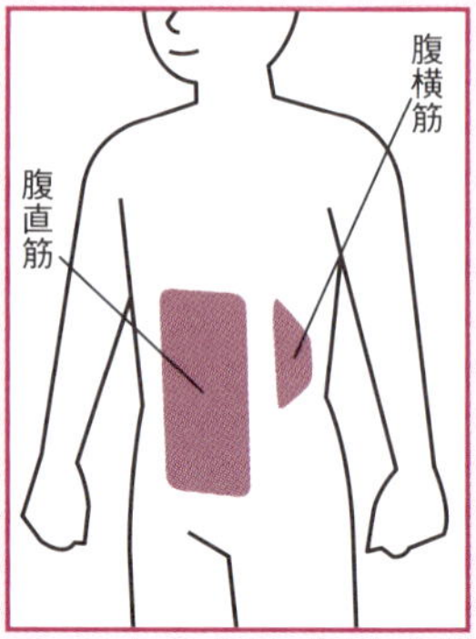

このメニューの目的は、腹直筋や腹横筋を動かして、お腹まわりをすっきりさせることです。体をひねる運動をゆっくり行えば、腰痛対策にもなります

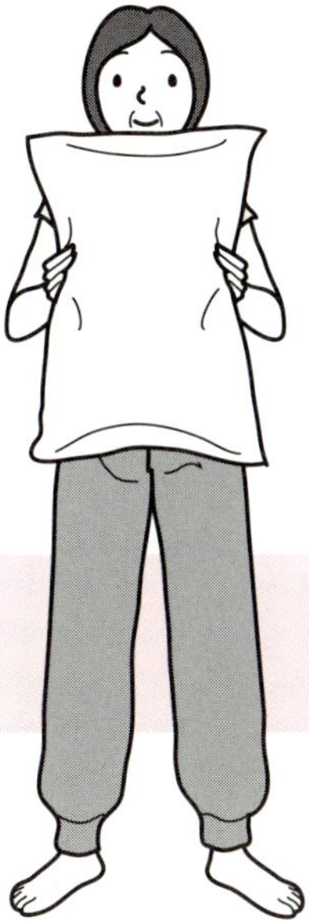

2

そのままゆっくりと腰を
ひねって後ろを見ます

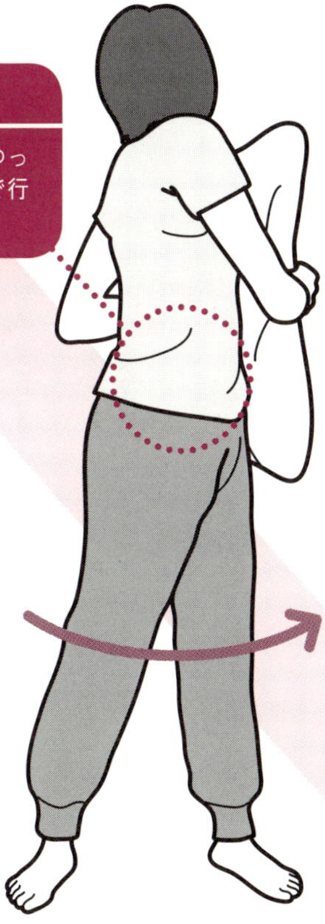

POINT

勢いをつけず、ゆっくりしたペースで行いましょう

3

反対も同様に行います

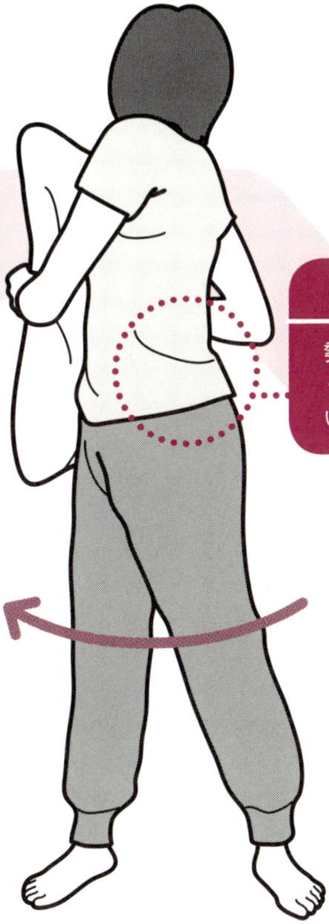

4

元の姿勢に戻します

Memo

腰のこりがほぐれます。お腹を締めて行えば、ウエストがすっきりする効果もあります

ウエスト斜めひねり

1

まくらを両手で差し出すようにしてお腹の前で持ちます

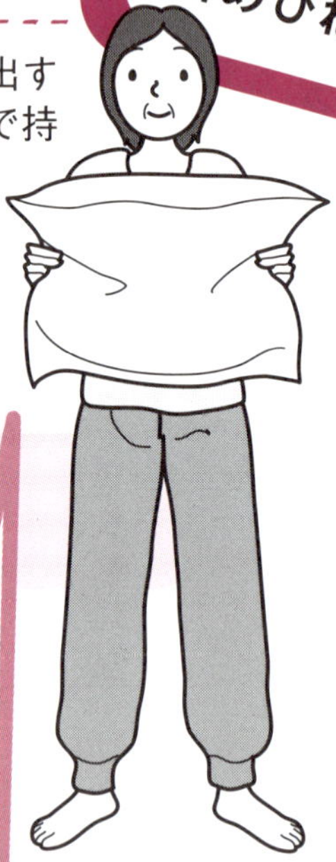

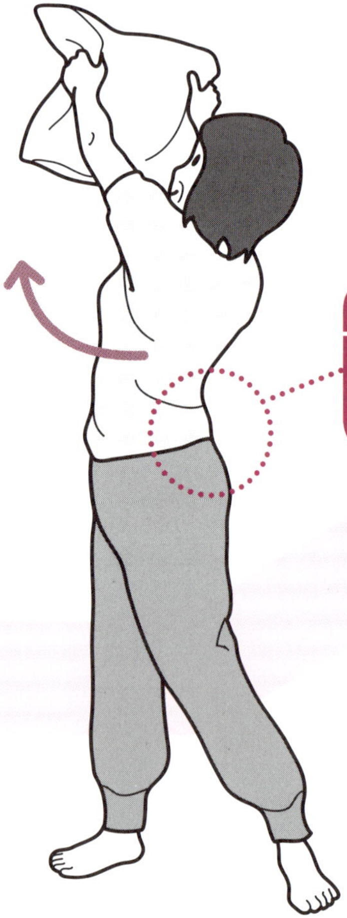

POINT

肩や腰に痛みを感じない程度の高さまで上げます

2

そのままゆっくりと後ろを向きながら、斜め上にまくらを置くように動かします

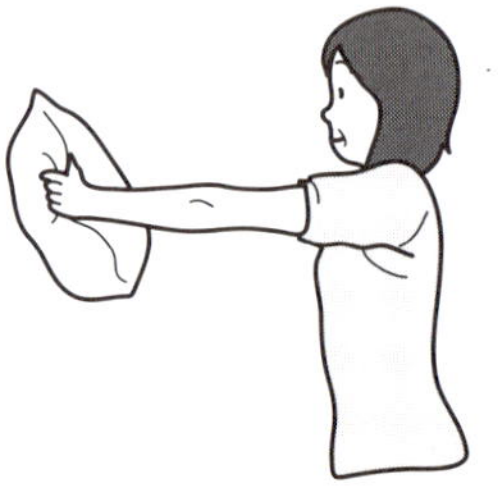

肘をまっすぐ正面に伸ばしましょう

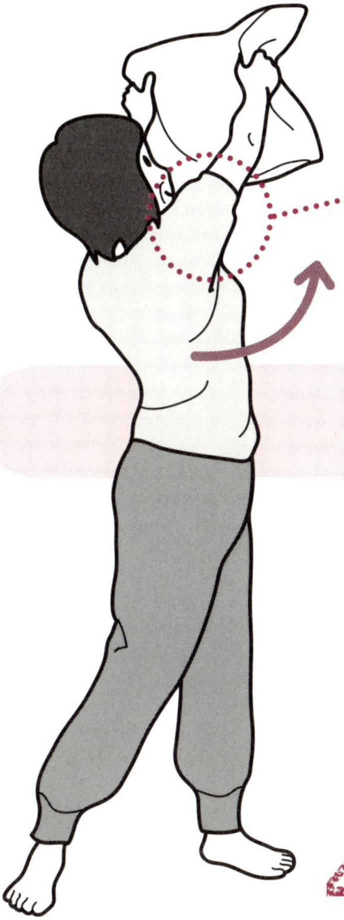

POINT

腕をできるだけ遠くへ伸ばすと、より効果的です

3

背中の上部が気持ちよく伸びるのを感じたら、ゆっくり元の姿勢に戻します

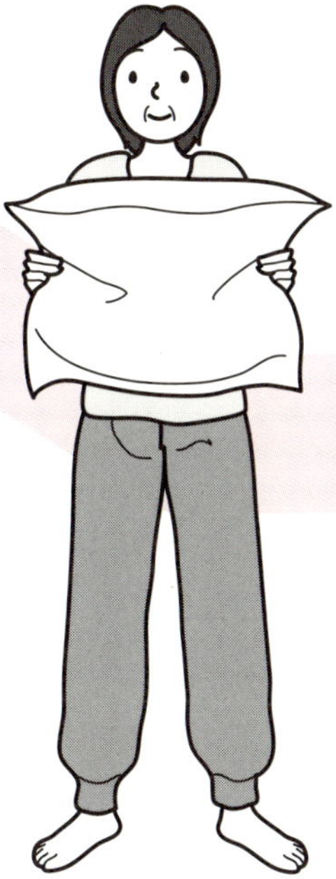

4

反対方向へ同じ動作を行います

お腹つっぱり体操

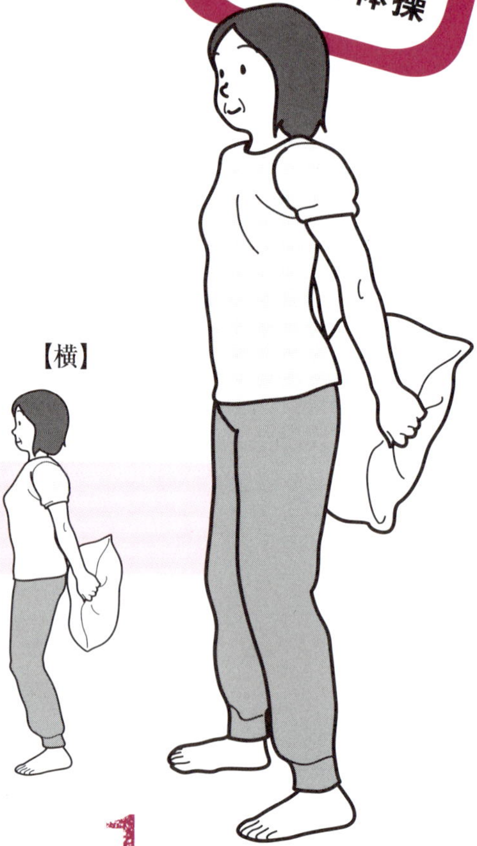

1

まくらを背中にまわし、お尻に押しあてるようにして持ちます

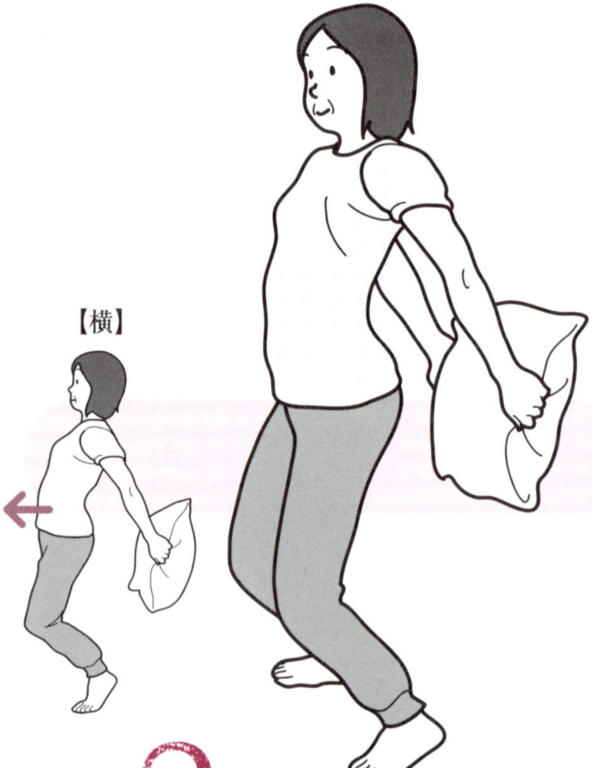

2

膝を軽く曲げ、お腹を前に突き出し、まくらをお尻から遠ざけます

コラム 1

図解通りにできなくても大丈夫

本書の読者の中には、膝や腰など、体のどこかに痛みを感じている方がいらっしゃるかもしれません。また、痛みはなくても、持病や運動不足などが原因で、この本で示されている図解通りの動きをできない人もおられることでしょう。

最近、病気ではないけれども健康でもない状態を表す「未病」という言葉が使われるようになったことからも分かるように、体のどこかに不調を抱えている人が増えています。

では、そのような人に運動は必要ないのでしょうか？　そんなことはありません。

体のどこかに痛みや不調がある人は、その部分を動かすことを避けて、ほかの部分を動かす運動をしてみてください。あるいは、痛みを感じずにできる運動を無理なくやってみてください。

例えば、一九ページに紹介した「肩伸ばし」では、まくらを頭上まで上げていますが、「肩こりがひどくて、そんなに上がらない」という方は、できるところまで腕を上げれば、それで大丈夫です。たとえわずかでも関節を動かしたり筋肉を動かしてそれを継続していれば、少しずつ関節可動域が広がって動きやすくなり、こりや痛みの改善も期待できます。

この本でイラストによって紹介しているのは、理想的な動きです。ですので、図解はあくまでも動きの目安と考え、参考にしながらご自分でできる範囲で同じような動きを行っていただきたいと思います。最初は決して無理をせずに、短い時間だけでもいいので、ご自分に合った動きを行ってみてください。そして、できれば定期的にそれを継続してください。

頑張りすぎて体を痛めては、運動の意味がありません。自分をいたわりながら自分のできる範囲で継続すること。それが「パジャまくら体操」のいちばんのコツなのです。

つらい肩こり解消メニュー

性別を問わず肩のこりはつらいものですが、肩のまわりを動かすこの体操メニューですっきりとほぐすことができます。

背中伸ばし

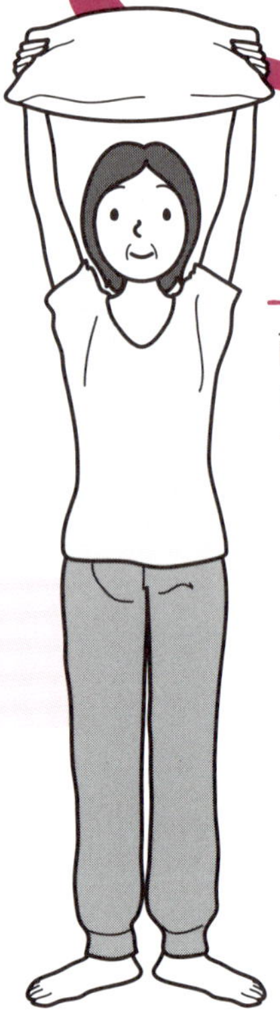

1

両手でまくらを持ち、腕をまっすぐ上に伸ばします

ここに効く！

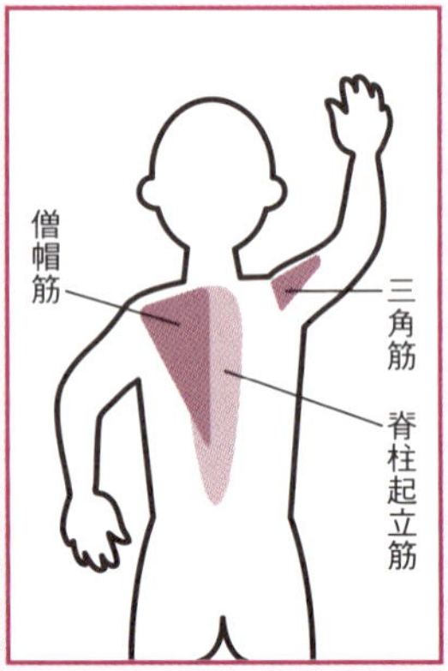

肩関節を動かして可動域を広げ、肩からうなじの三角筋、僧帽筋、背中の脊柱起立筋を刺激するメニューです。胸の大胸筋を動かす運動も含まれます

2

肘を中心にまくらを頭の後ろに動かします

【横】

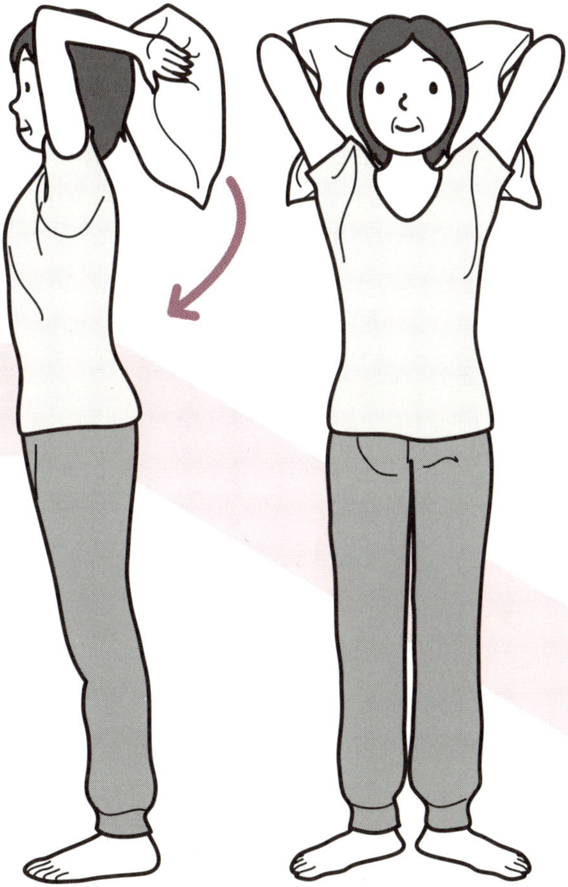

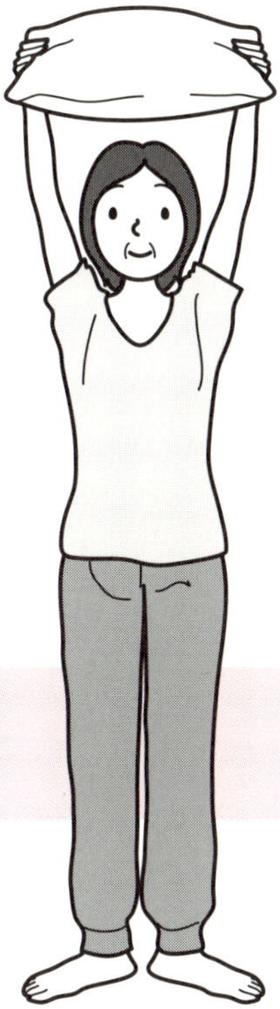

3

元の姿勢に戻します

後ろで肘上げ

【正面】

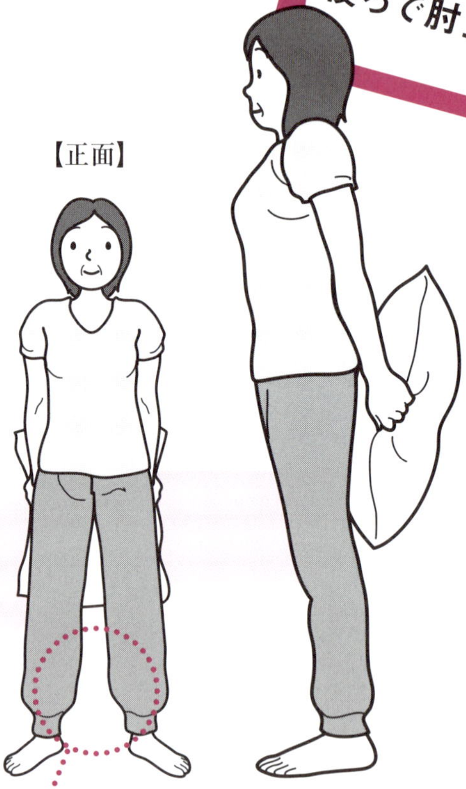

1

肘を伸ばして後ろ手でまくらを持ちます

POINT

足は肩幅くらいに開き、リラックスして立ちましょう

2

まくらを引き上げます

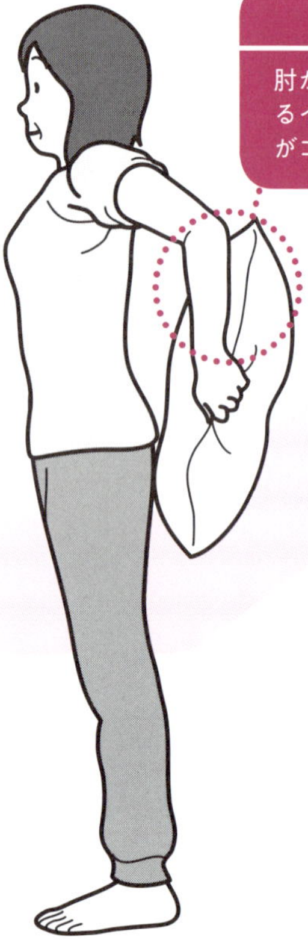

POINT

肘から下全体を上げるイメージで行うのがコツです

Memo

背中の腕のつけねのあたりが気持ちよく感じられる程度に、無理せず上げていきます

【正面】

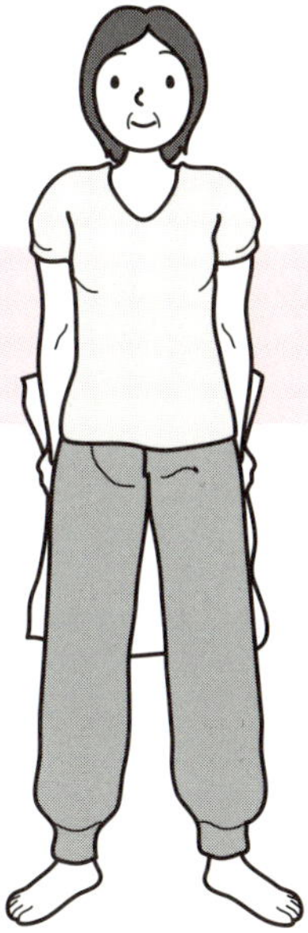

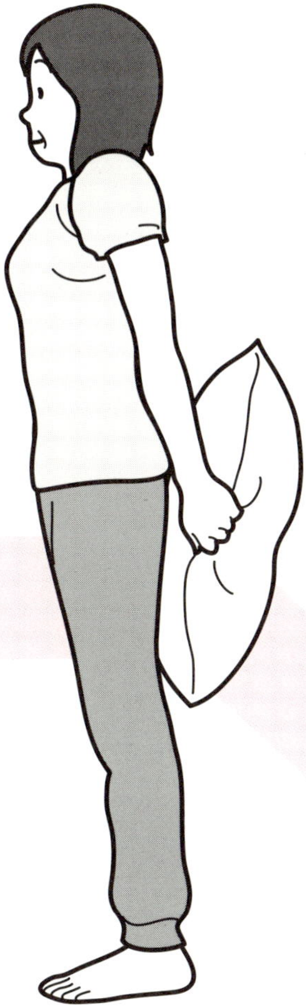

【背面】

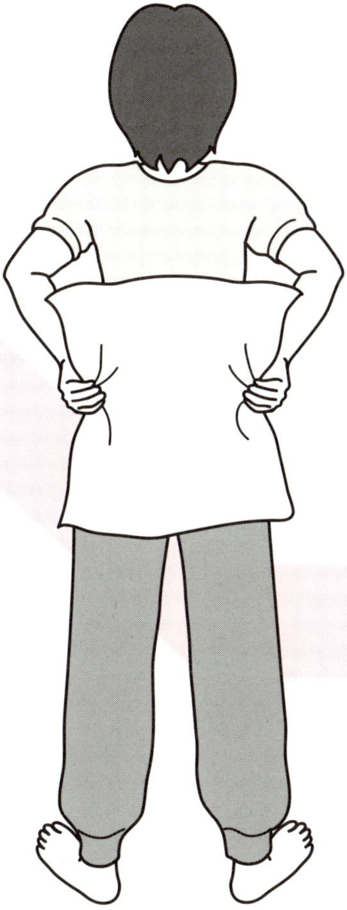

3

肘を伸ばして元の姿勢に戻します

肩甲骨ほぐし

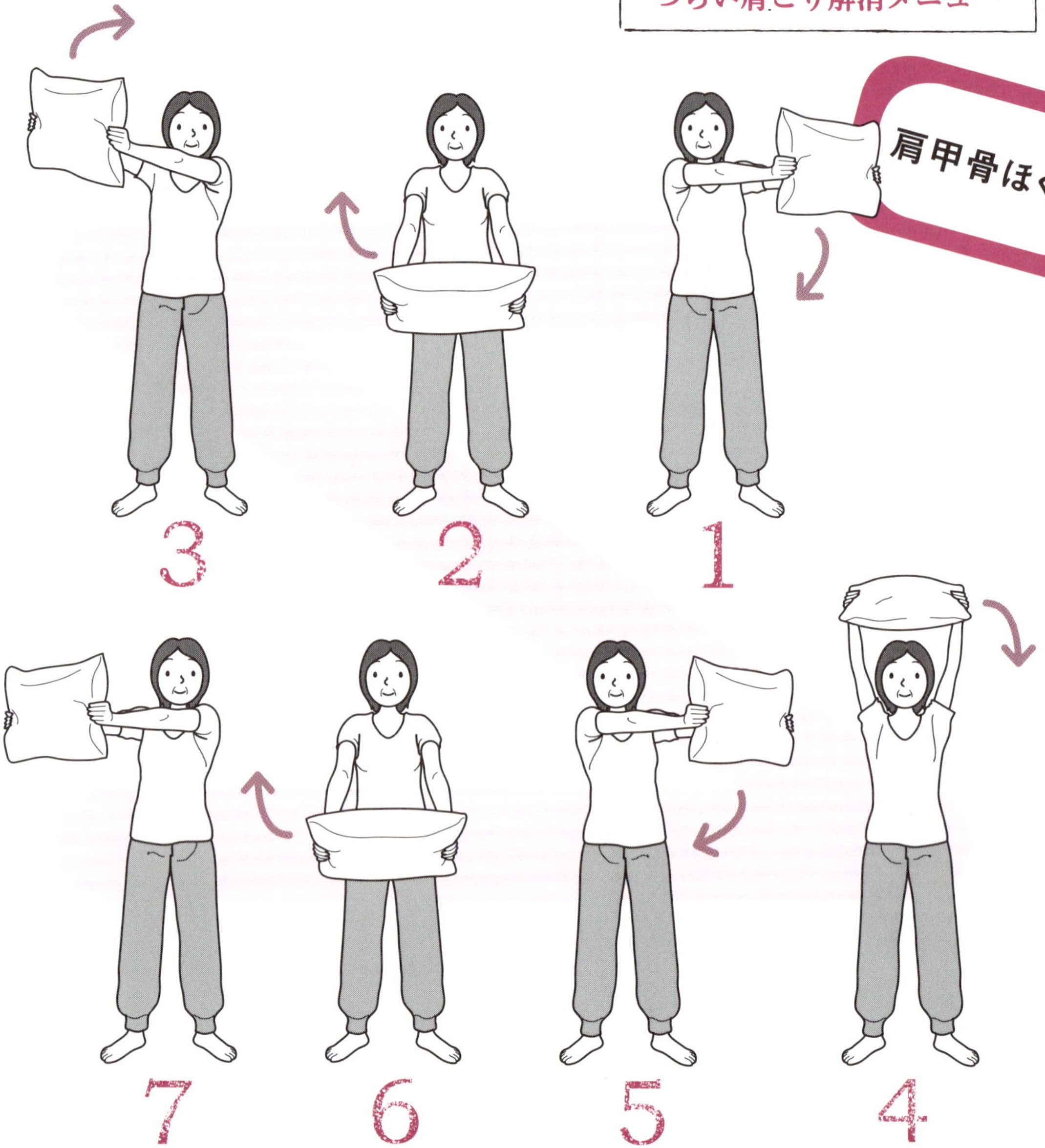

体の横に構えたまくらを、下から上へと体の正面で１回転させ（1～4）、さらに半回転します（5～6）。その後、反対方向へも同様に１回転半させます（7）

コラム2

体験者が語る パジャまくら体操

パジャまくら体操を実践してくださっている、東京都在住の鹿目キヨ子さん（七九歳）をご紹介します。

鹿目さんは長年糖尿病を患っていらっしゃるそうですが、医療機関に頼りきりではよくないとの思いから、ご自分で様々な健康情報を研究してこられた方です。私が実施した健康教室でパジャまくら体操を知って気に入ってくださり、以来続けておられます。

鹿目さんの考え方には私も刺激を受けるところが多く、お話をしていると四〜五時間たってしまうこともあるほどです。あるとき、鹿目さんはこう言ってくださいました。

「パジャまくら体操をするようになってから、体の様々な流れがよくなったような気がする。整体の先生に、『高齢の方は特に、体全体のことを考えて、全身の血行やリンパの流れを調整するようにしたほうがいい』と言われたことがあったけど、パジャまくら体操は、関節や筋肉をラクに動かせるし、寝るときにまくらが必ず目に入るから、忘れることなく定期的にできる。私のような体を動かす機会があまりない人にはピッタリの運動だと思うわ」

鹿目さんはつらつとしていて、肌もつやつやです。ご家族にもパジャまくら体操を勧めてくださったそうですが、ご主人は、

「この体操を始めてから、体の調子がよくなった。そのおかげか、ゴルフ大会で優勝できた」

と喜んでおられたそうです。

鹿目さんがいきいきと生活できているのは、ご本人がいろいろな形でセルフケアに努めているからですが、パジャまくら体操がその一助になっているのは、とても嬉しいことです。

「継続は力なり」と言いますが、簡単な動きでも続ければこんないいことがあるのです。

上半身の強化メニュー

介護予防には上半身の力も大切です。
階段の手すりをつかんだり、体を起こすときに上半身を支えるためには、
腕の力も必要。このメニューを利用して強化しましょう。

1

まくら引き寄せ

まくらを両手で持って腕を伸ばします

【正面】

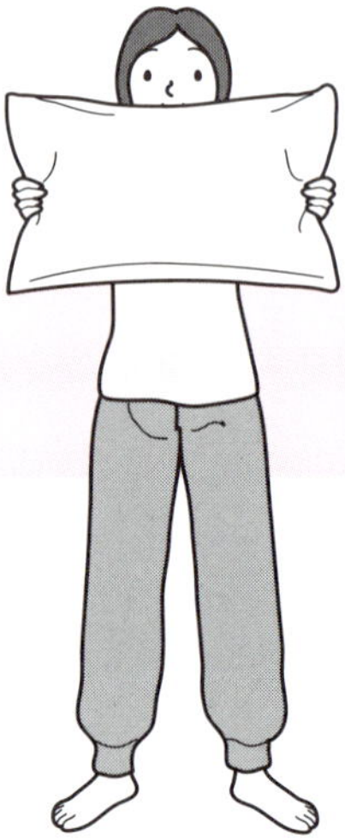

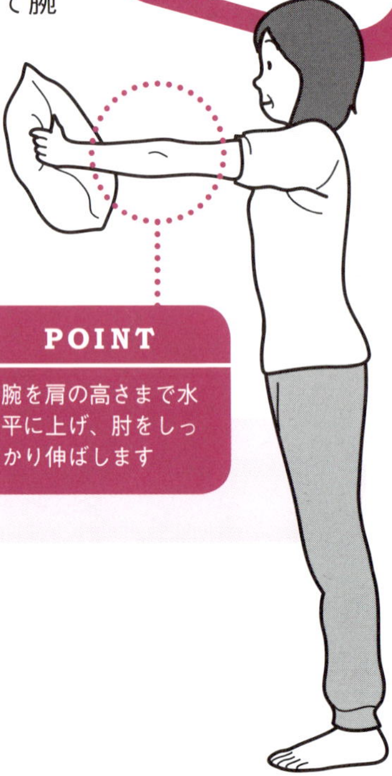

POINT

腕を肩の高さまで水平に上げ、肘をしっかり伸ばします

ここに効く！

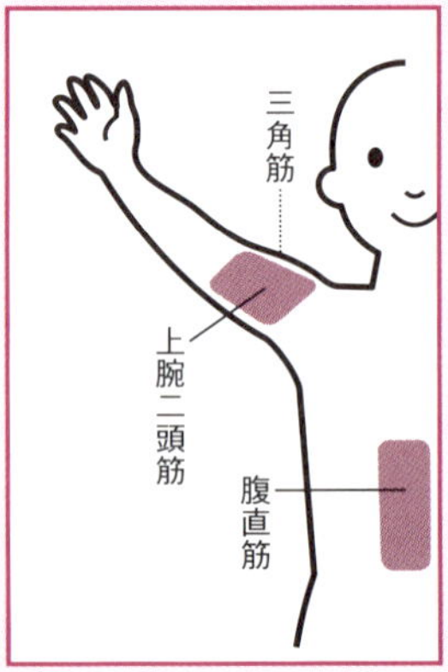

いわゆる「力こぶ」の筋肉にあたる上腕二頭筋と、肩の三角筋を鍛えるメニューです。お腹の腹直筋と背中の脊柱起立筋（34ページで図示）で上半身を支えながら行います

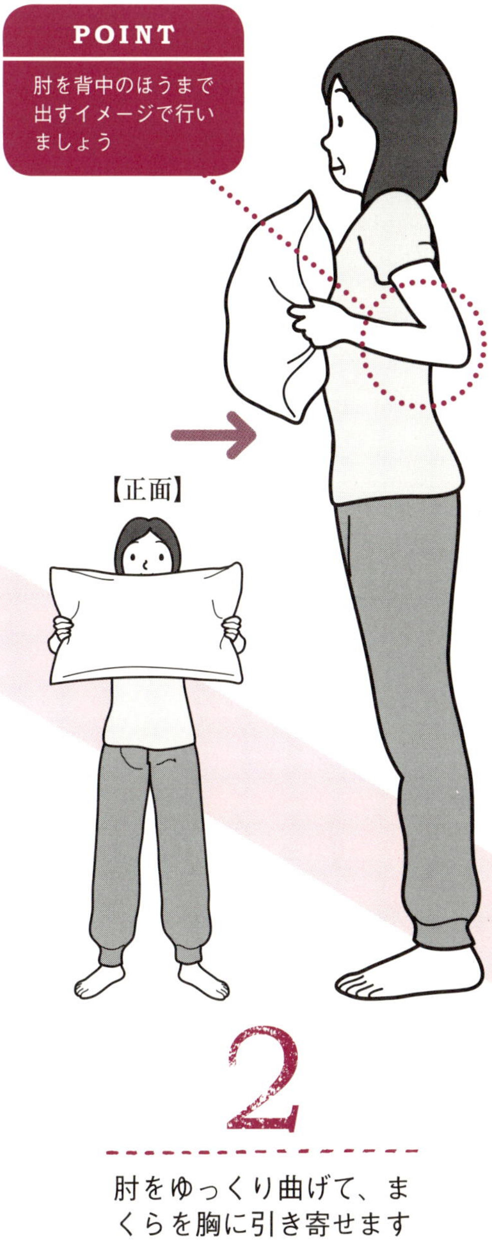
POINT
肘を背中のほうまで
出すイメージで行い
ましょう
【正面】

2

肘をゆっくり曲げて、まくらを胸に引き寄せます

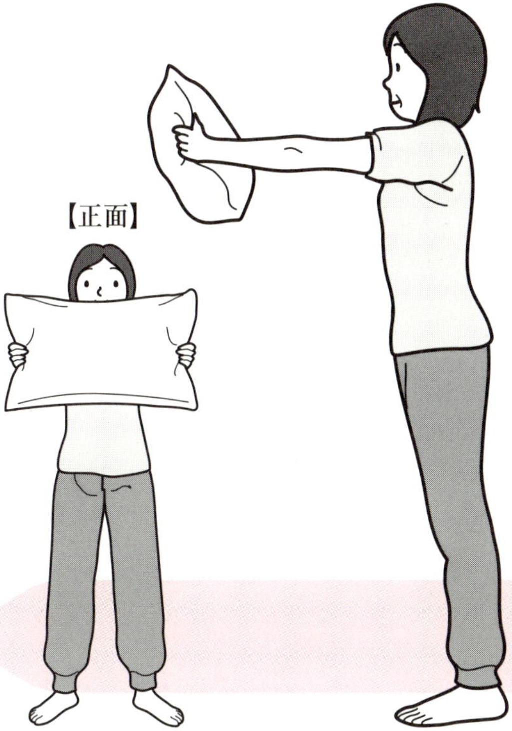
【正面】

3

腕を伸ばして元の姿勢に戻します

斜めまくら引き寄せ

Memo

お腹をへこませる感じで力を入れて行えば、腹筋も鍛えられます

POINT

肘を背中のほうまで出すイメージでしっかり引き寄せます

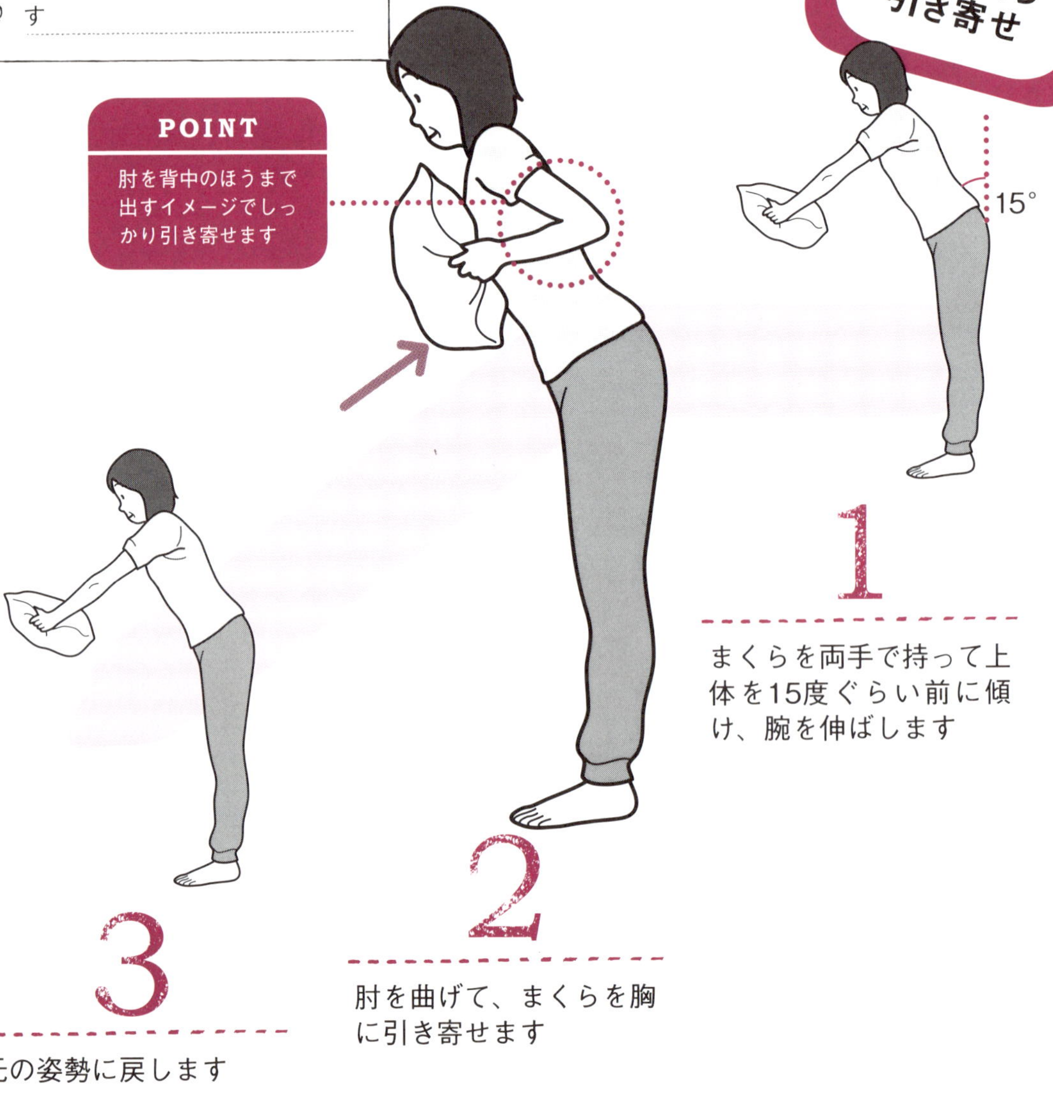

1

まくらを両手で持って上体を15度ぐらい前に傾け、腕を伸ばします

2

肘を曲げて、まくらを胸に引き寄せます

3

元の姿勢に戻します

まくら上げ

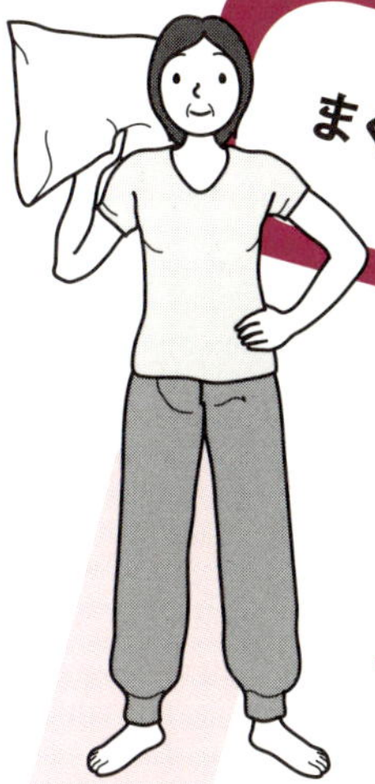

1

片手にまくらを持ち、もう片方の手は腰に添えます

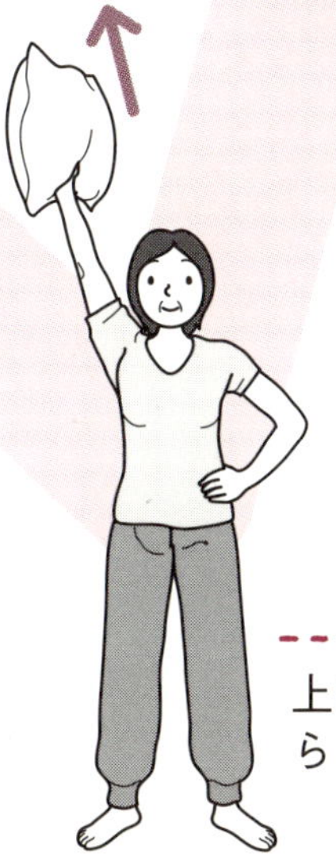

2

上に向かって力強くまくらを突き上げます

POINT

肩甲骨を引き上げるイメージで行いましょう

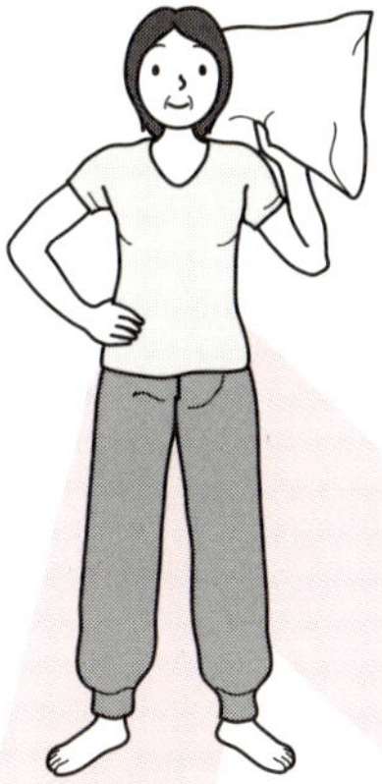

3

まくらを反対の手に持ち替えます

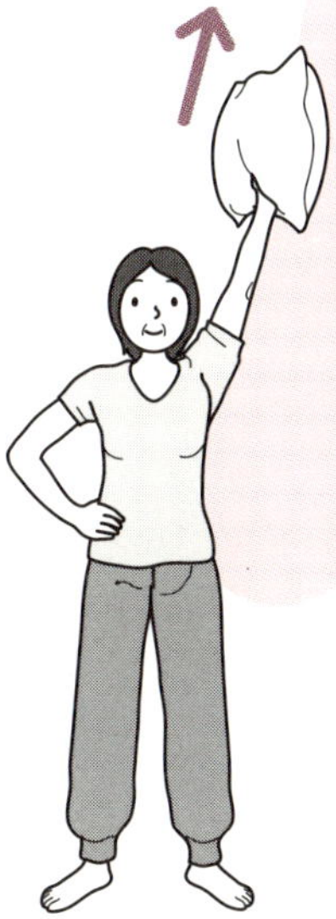

4

2と同じように、まくらを突き上げます

寝たきり防止メニュー

一生歩ける体でいるためには、膝の柔らかさや太腿の筋力が必要です。
腰や膝に負担をかけないよう注意しながら、
このメニューを行ってみてください。

1 まくらスクワット

足を肩幅くらいに開いて立ち、まくらを頭上で持ちます

【横】

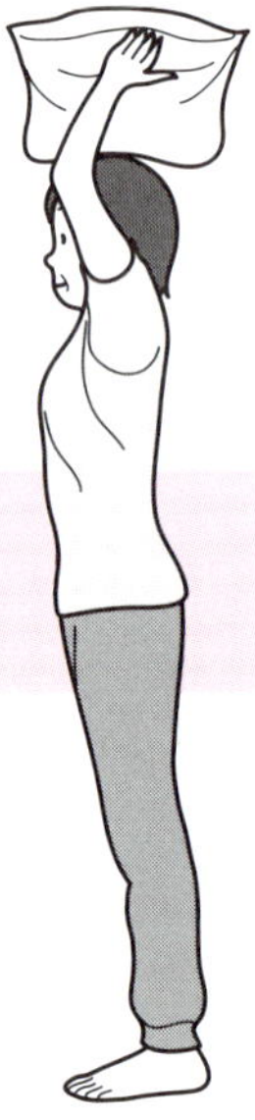

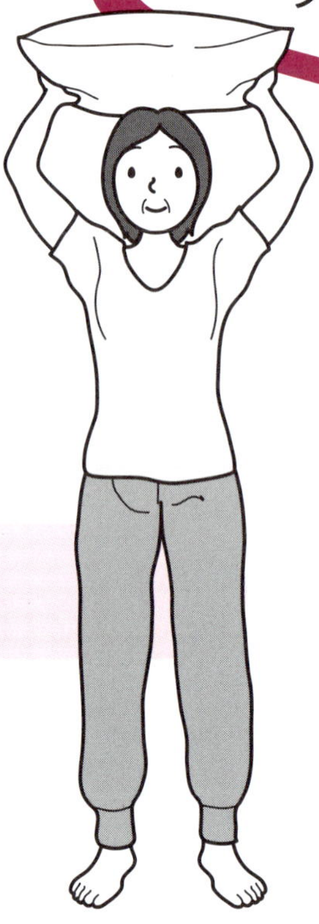

ここに効く！

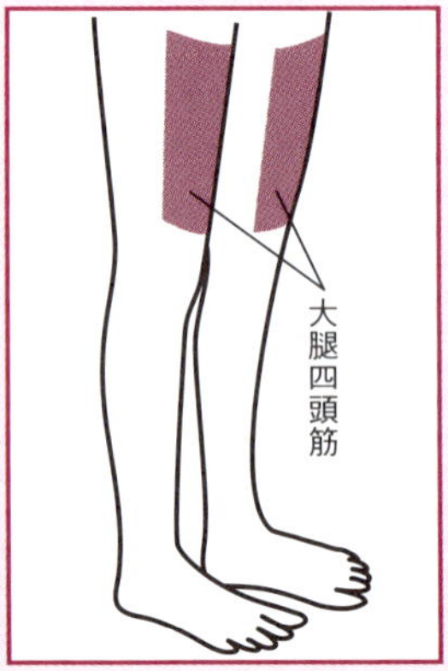

膝関節の曲げ伸ばしを担う大腿四頭筋を刺激するメニューです。とても大きな筋肉なので、鍛えることで代謝も上がります

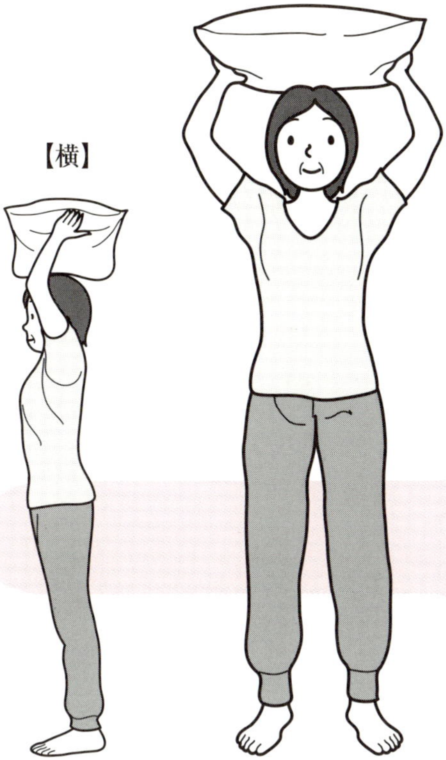

2

ゆっくり膝を曲げます

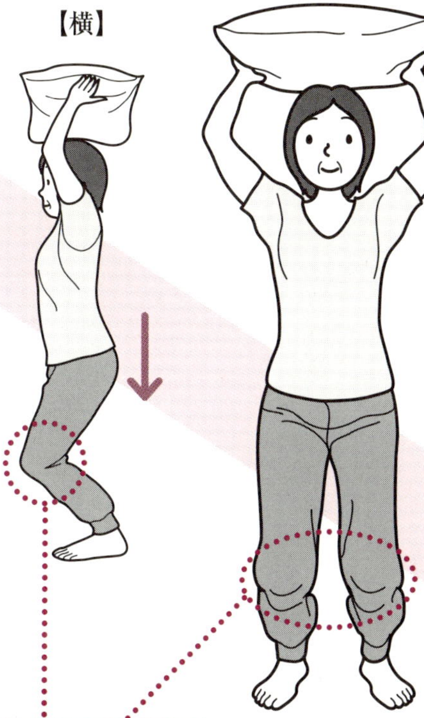

3

ゆっくり膝を伸ばして元の姿勢に戻します

Memo

スクワットは、ここに示した大腿四頭筋だけでなく、大腿二頭筋（22ページで図示）なども鍛えられる、足腰強化に適した運動です

POINT

曲げるときは痛みを感じない程度にとどめます

まくら挟み

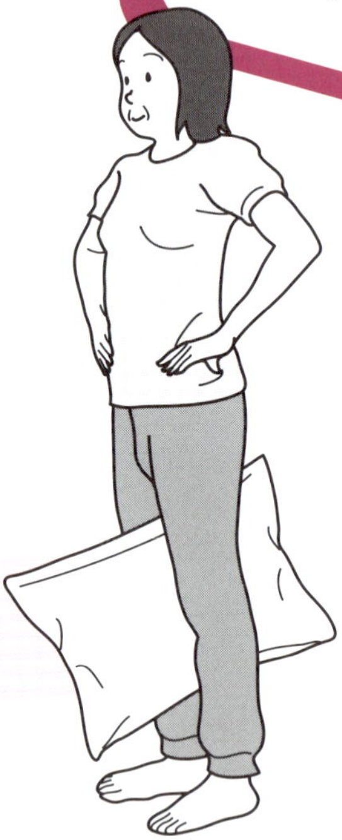

1

太腿でまくらを挟み、手を腰に添えて立ちます

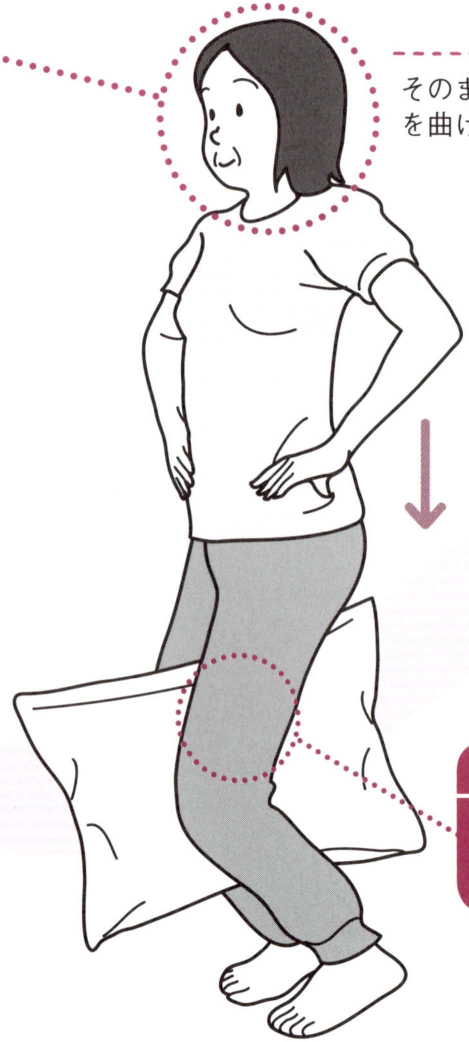

2

そのまま、ゆっくりと膝を曲げ、腰を落とします

POINT

まくらを落とさないように、内腿でしっかりと挟みましょう

ちょっとひと工夫

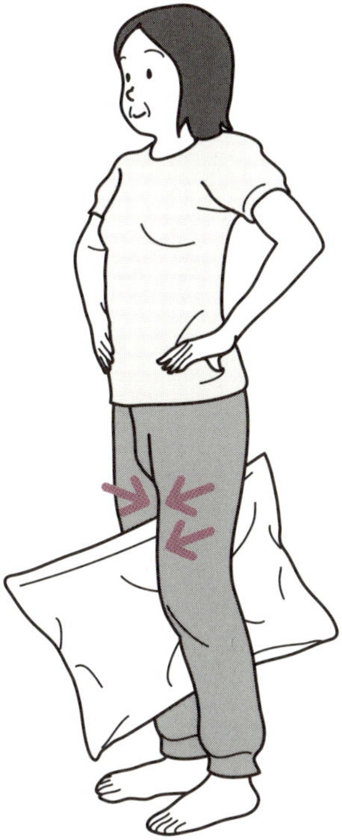

まくらを内腿で強く締める

まくらを脚で挟んで立った状態のまま、内腿でまくらを強く締め付けると、太腿内側の長内転筋や、大腿四頭筋などを鍛えることができます。スクワットの間にこの運動を取り入れると、さらに足腰を丈夫にできるでしょう

POINT

前かがみにならないよう、顔はしっかり上げておきます

3

膝を伸ばして元の姿勢に戻します

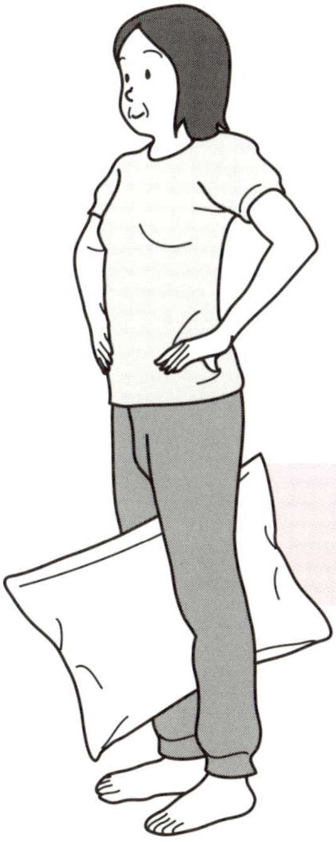

背中をすっきり伸ばすメニュー

背筋がピンと伸びた人は、実際の年齢よりも若く見えるものです。
いつまでも颯爽としていたい方や
若々しくありたい方にお勧めの運動を組み合わせました。

体側伸ばし

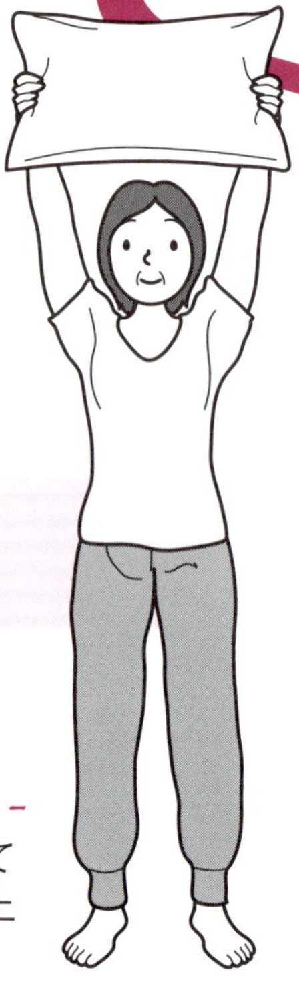

1

肩幅くらいに足を広げて立ちます。まくらは頭上で両手で持ちます

ここに効く!

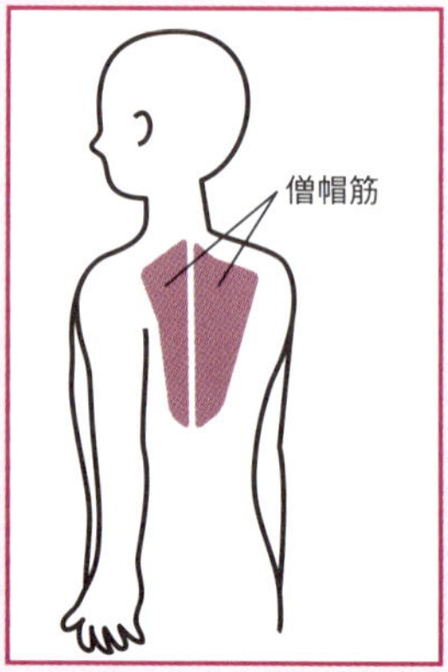

腕や上体を動かすことで僧帽筋を刺激して緊張を解き、背中上部のこわばりをとるのを目的としています。まめに行うと効果も上がります

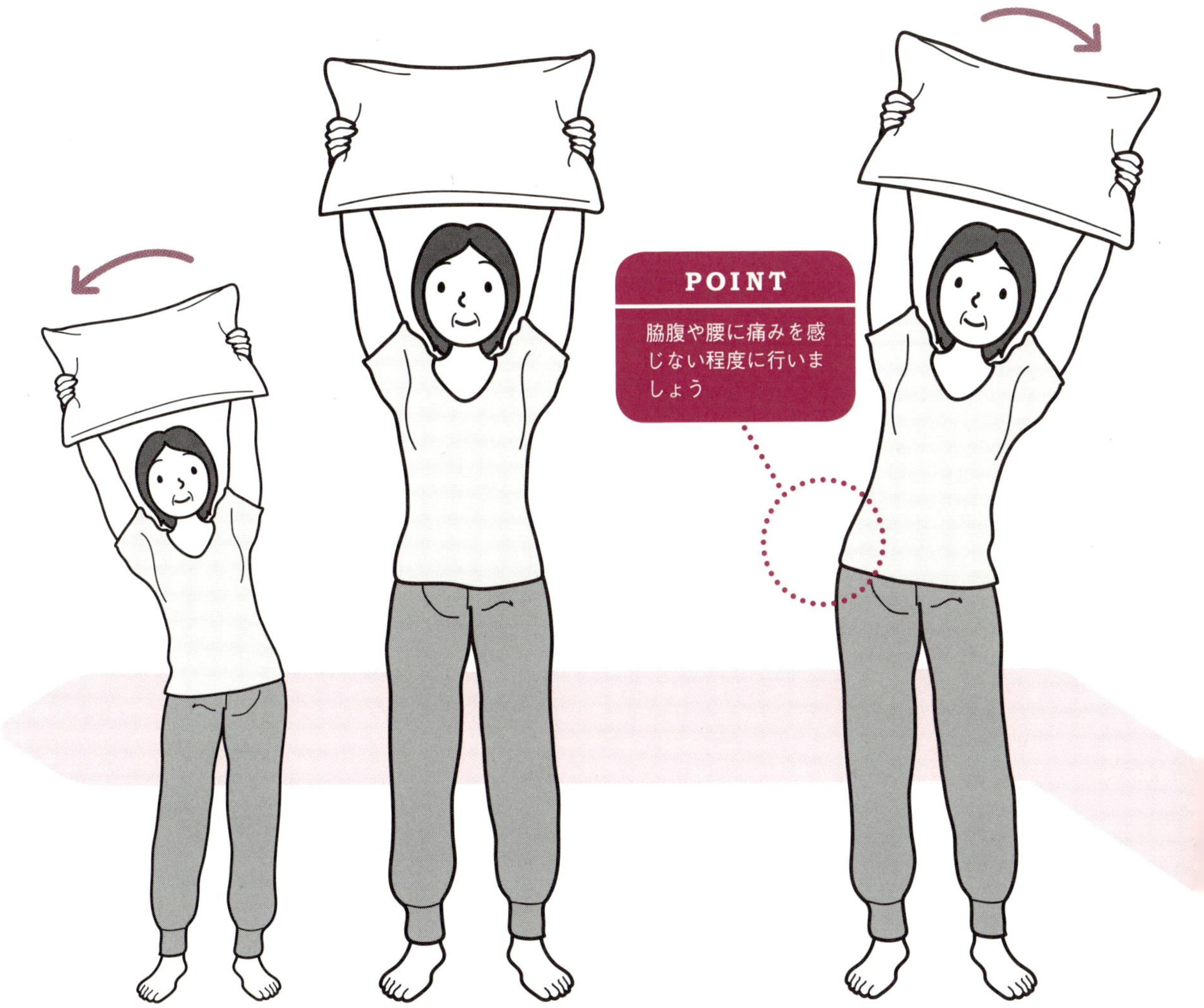
POINT
脇腹や腰に痛みを感じない程度に行いましょう

2

肘を伸ばしたまま、上体をゆっくりと横に倒します

3

体を起こして元の姿勢に戻します

4

反対側へ上体を倒した後、元に戻します

背中伸ばし

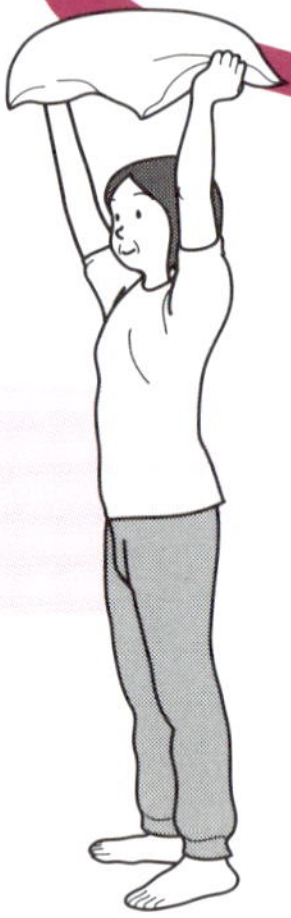

1

まくらを頭上で持ちます

2

肘から先を曲げるイメージで、まくらを頭の後ろに動かします

POINT

顔はまっすぐ正面に向けます

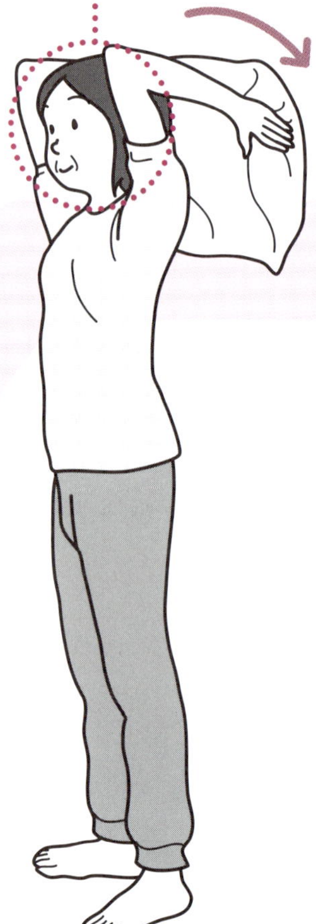

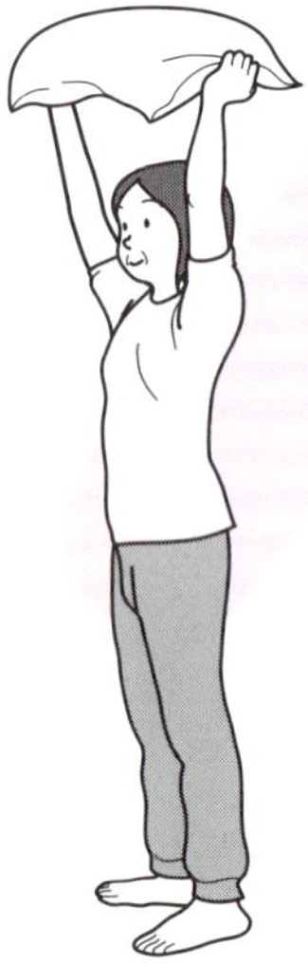

3

肘を伸ばして元の姿勢に戻します

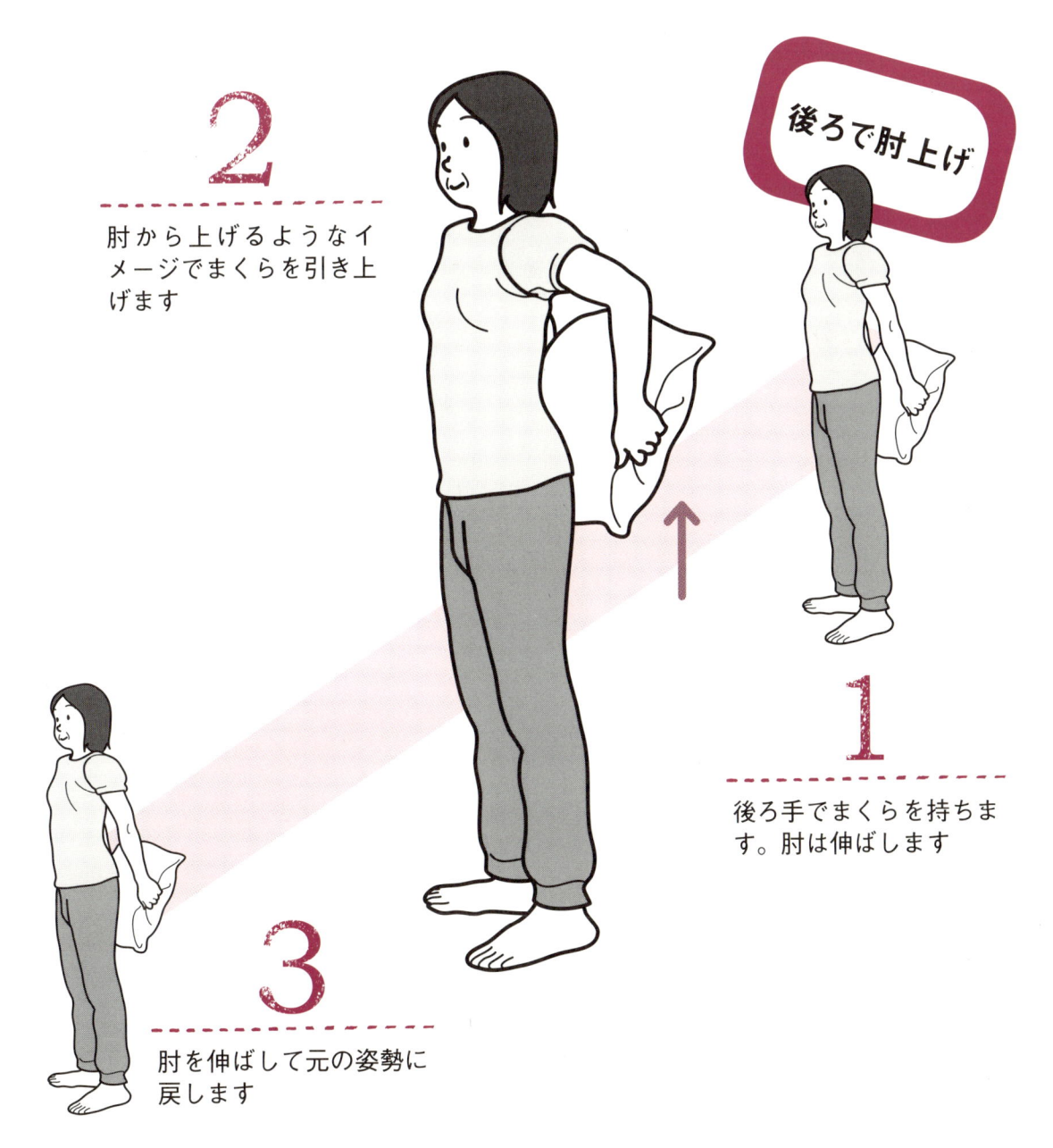

後ろで肘上げ

1

後ろ手でまくらを持ちます。肘は伸ばします

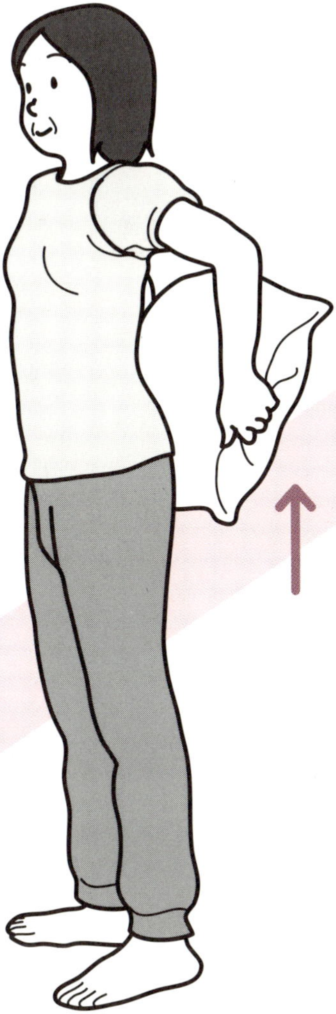

2

肘から上げるようなイメージでまくらを引き上げます

3

肘を伸ばして元の姿勢に戻します

応用編① 寝たままできる体操メニュー

横になったままできる運動を組み合わせました。
肩、腕、お腹、太腿を動かすことで、
全身の筋力アップが期待できるメニューです。

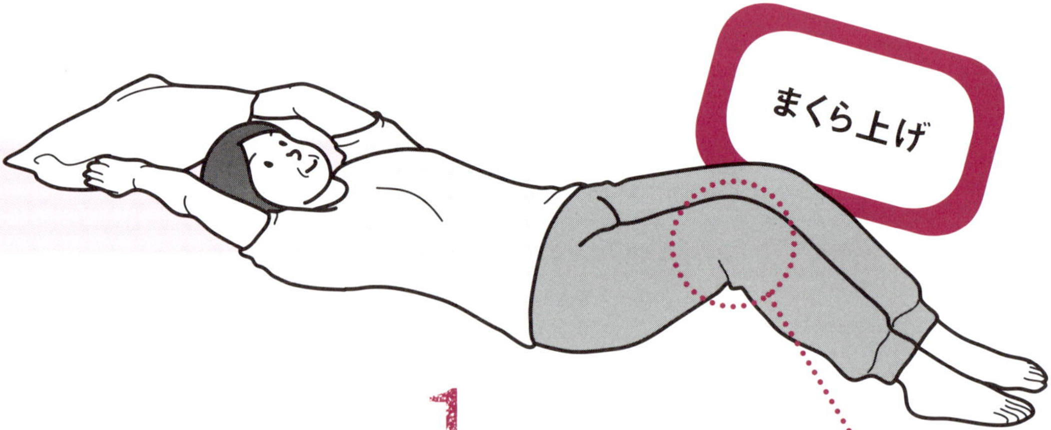

1

腕を伸ばしてまくらを頭上で持ちます

POINT

軽く膝を曲げておくと後の動作がしやすくなります

ここに効く！

背中や肩のこりがほぐれ、肩関節が柔らかくなります

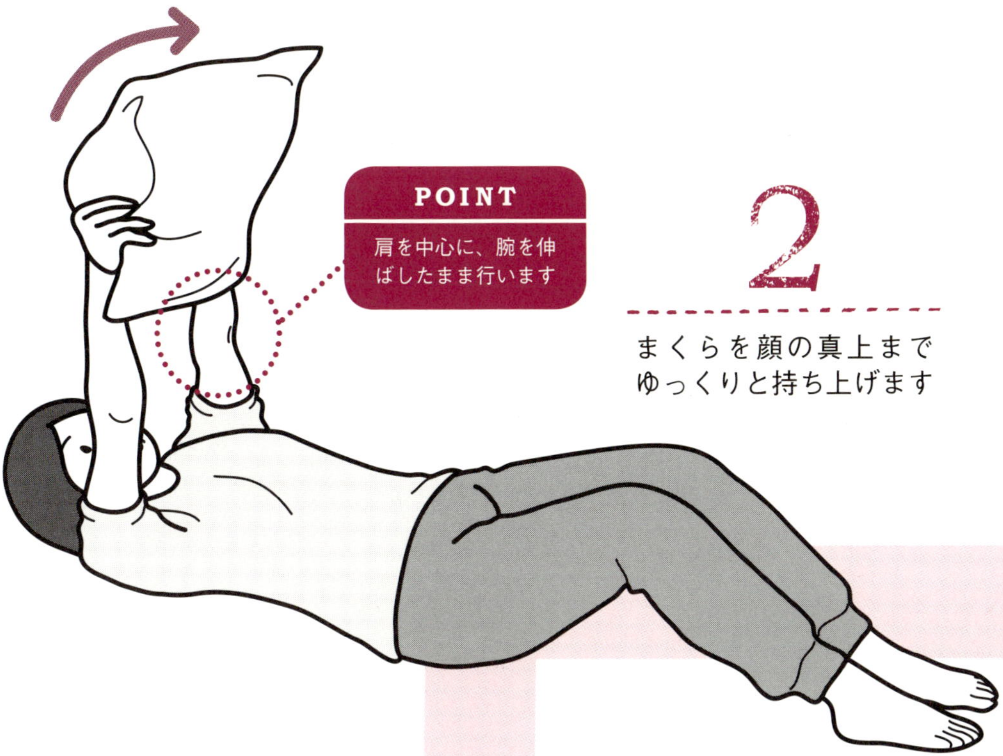
POINT
肩を中心に、腕を伸ばしたまま行います

2

まくらを顔の真上まで
ゆっくりと持ち上げます

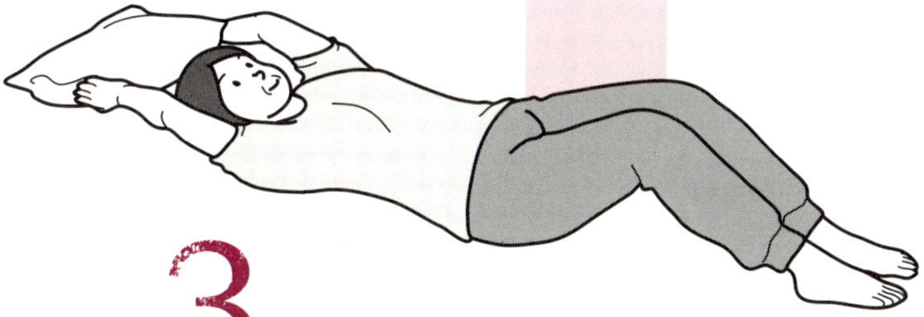

3

元の姿勢に戻します

Memo

はずみをつけずじっくり行えば、背中やお腹も伸びて気持ちよく感じるでしょう

まくら押し上げ

1

まくらを胸に軽く当てるようにして持ちます

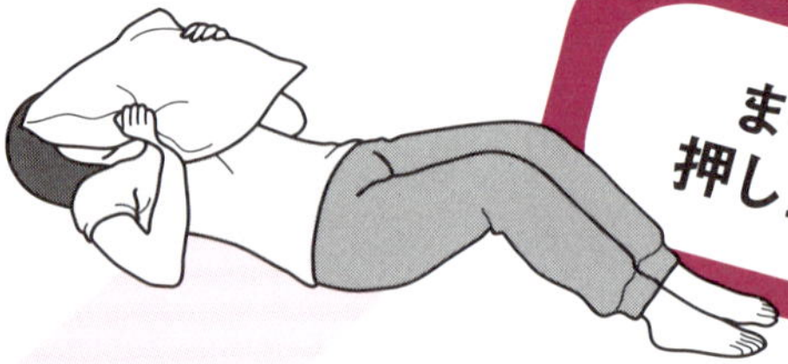

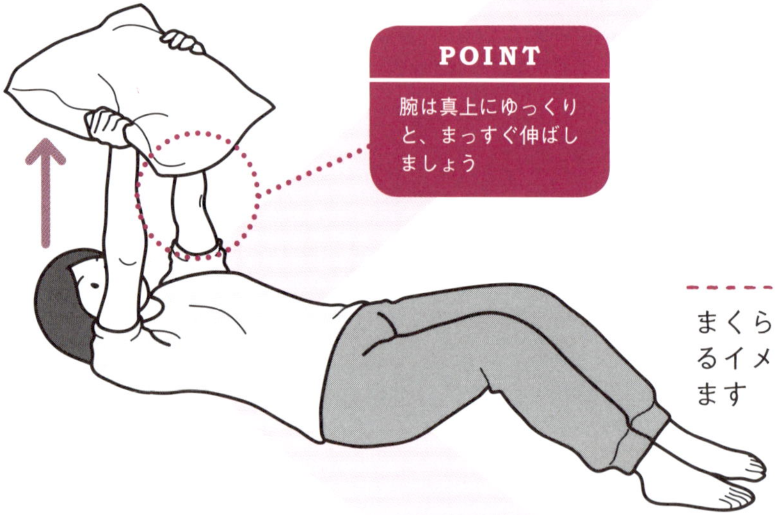

POINT

腕は真上にゆっくりと、まっすぐ伸ばしましょう

2

まくらを天井に押し上げるイメージで腕を伸ばします

ここに効く！

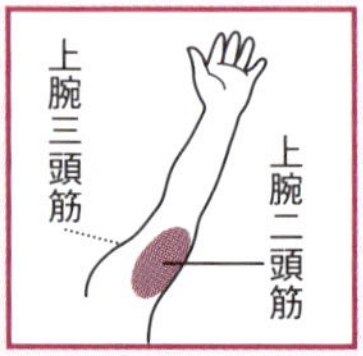

上腕二頭筋と、そのちょうど反対側に位置する上腕三頭筋を鍛えます

3

肘を曲げて元の姿勢に戻します

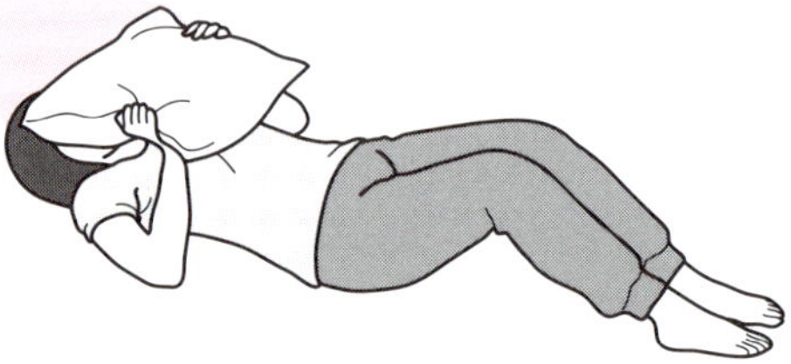

まくらを左右に

1

腕をまっすぐ伸ばし、まくらを顔の真上で持ちます

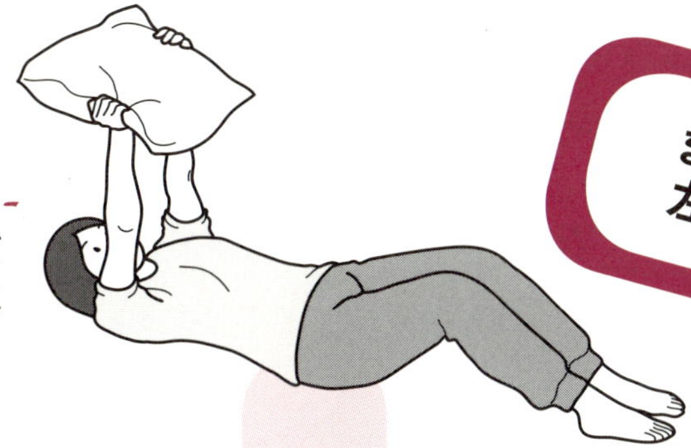

2

腕を倒してまくらを頭の横に動かします

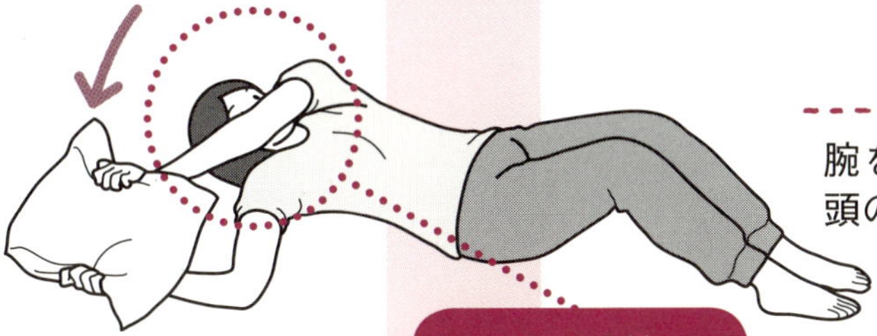

POINT

上になる腕はできるだけ伸ばしたままにしましょう

3

まくらを持ち上げて元の姿勢に戻します

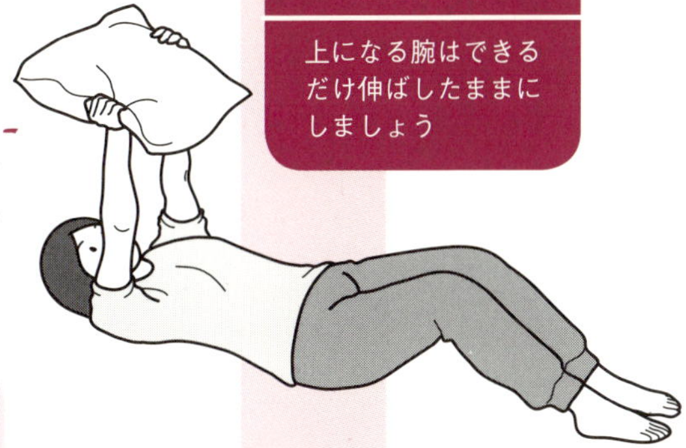

4

腕を反対方向に倒します

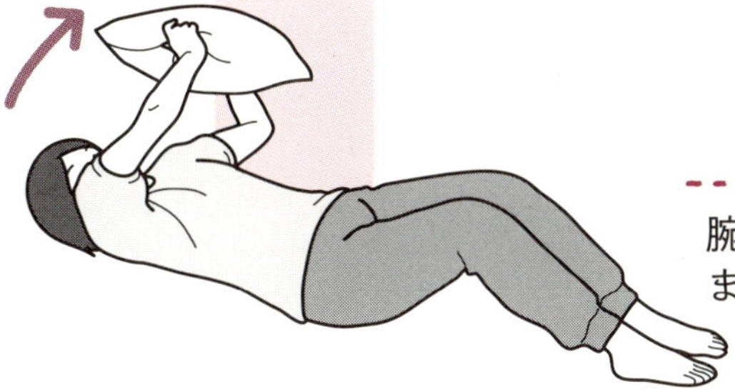

ここに効く！

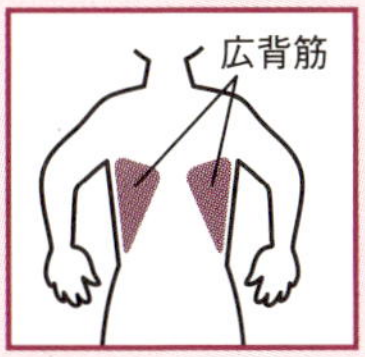

肩の僧帽筋、三角筋のほか、上半身を左右に動かすので、広背筋や脇腹の腹斜筋も鍛えられます

お腹持ち上げ

ここに効く！

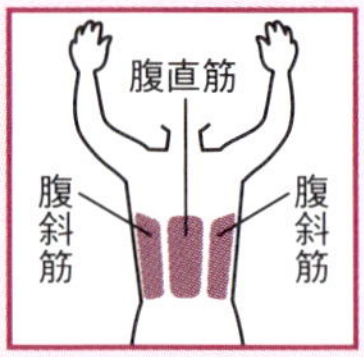

腹直筋と腹斜筋を鍛えます。反動をつけずゆっくりした動作で行います

1

仰向けのまま、まくらを頭上で持ちます

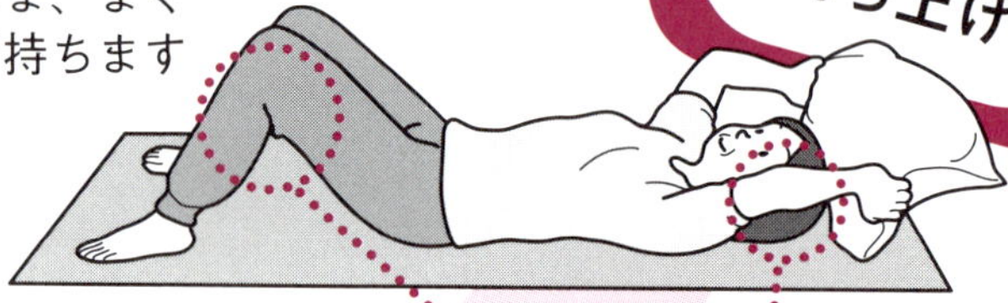

POINT

肘と膝を曲げると後の動作がしやすくなります

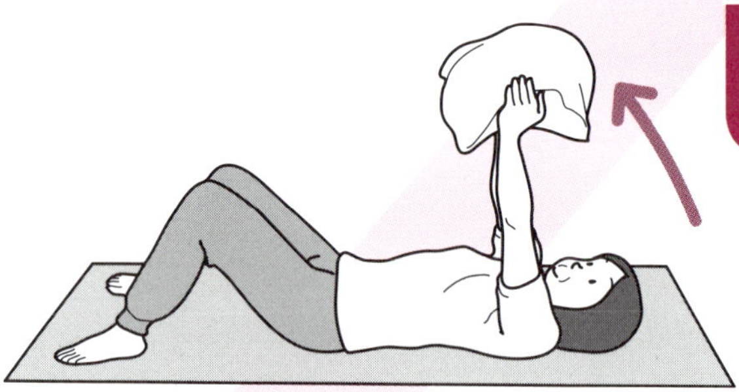

2

腕を伸ばしてまくらを体の正面に持っていきます

3

上体を起こして2～3秒その姿勢を保った後、ゆっくり元に戻します

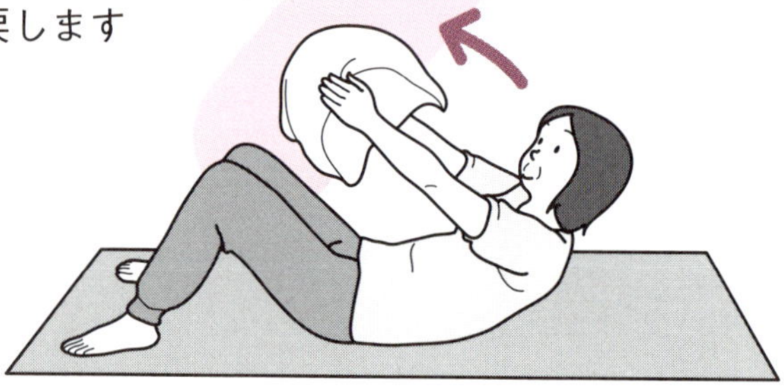

Memo

自分の腕に引っ張られるイメージで、腹筋を意識して、できるところまで行いましょう

内腿で挟んで上げる

1

まくらを膝の間に挟んで、内腿で強く締め付けます

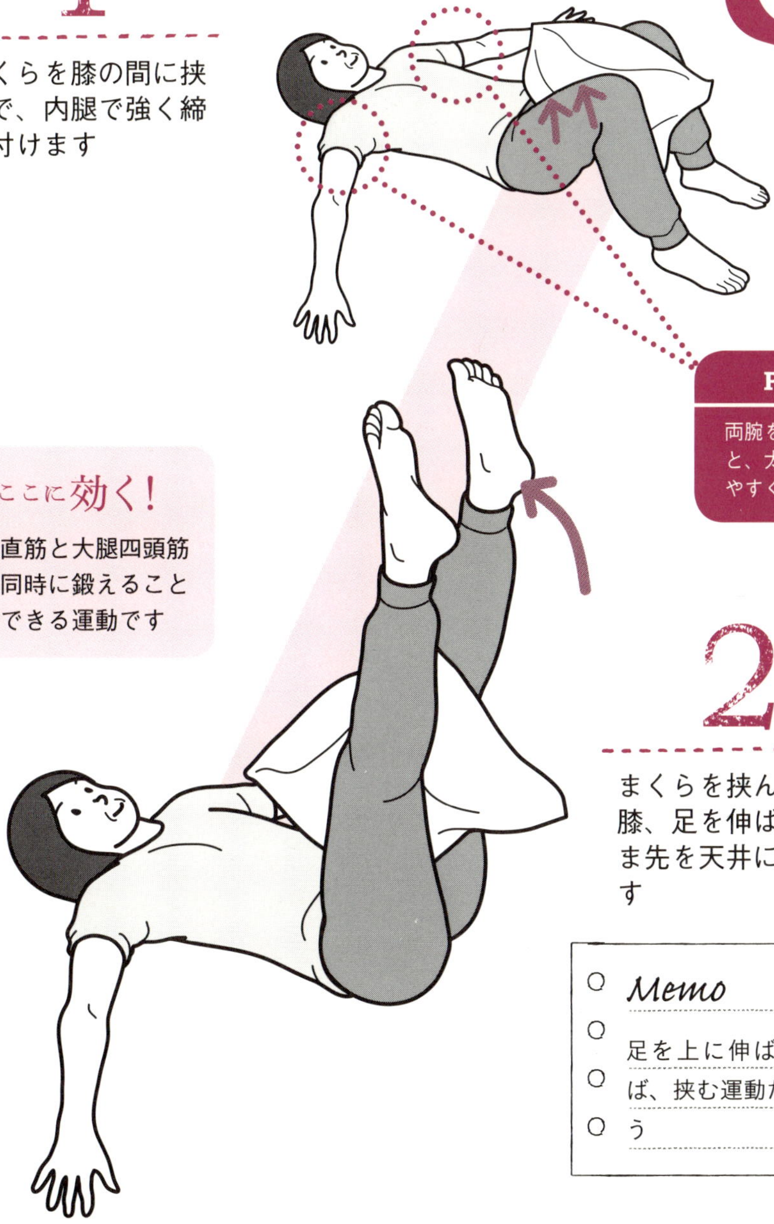

POINT

両腕を左右に広げると、太腿に力を入れやすくなります

ここに効く！

腹直筋と大腿四頭筋を同時に鍛えることができる運動です

2

まくらを挟んだまま膝、足を伸ばしてつま先を天井に向けます

Memo

足を上に伸ばすのが難しければ、挟む運動だけを行いましょう

応用編②

2人でやってみよう！

パートナーと一緒にできる運動があるのもパジャまくら体操の利点です。
かけ声をかけて、相手と呼吸を合わせて行うのがコツ。
お互いの間隔を少し広くすると、より負荷の高い運動になります。

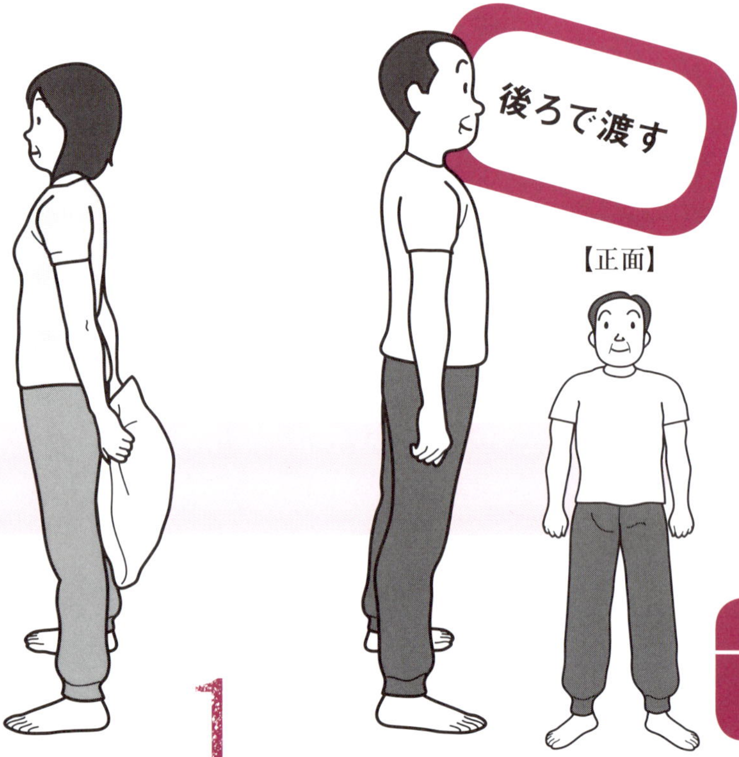

POINT
足を軽く開いて体の安定を保ちましょう

1

少し間隔をあけて背中合わせに立ち、１人がまくらを後ろ手で持ちます

ここに効く！

肩関節の柔軟性を高めます。また、渡す動作で自然に背筋を伸ばせます

POINT

渡す側も受け取る側も、肘を伸ばします

POINT

かけ声をかけるなどしてタイミングを合わせましょう

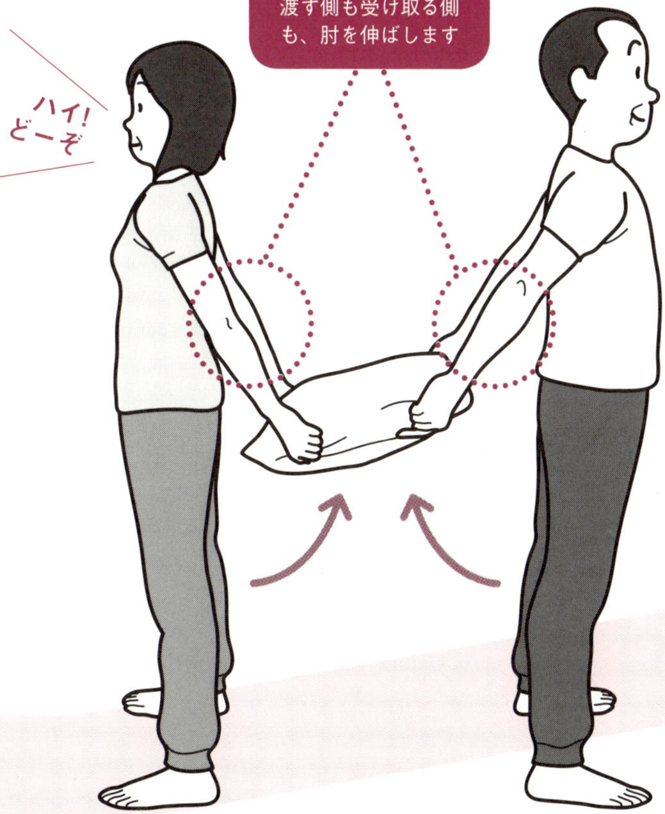

2

背中合わせのまま腕を後ろに出して、相手にまくらを渡します

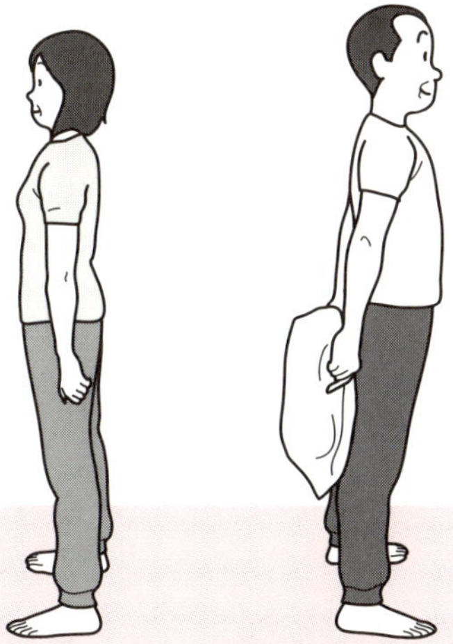

3

渡された側がまくらを持ちます。これを交互に繰り返します

応用編② ２人でやってみよう！

ここに効く！

２人で引っ張ることで無理なく高い負荷をかけ、腕の筋力を鍛えられます

まくらを引っ張る

1

背中合わせに立って２人でまくらを持ちます

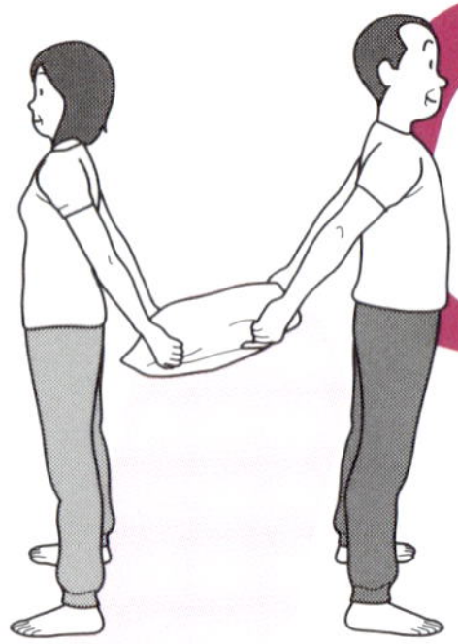

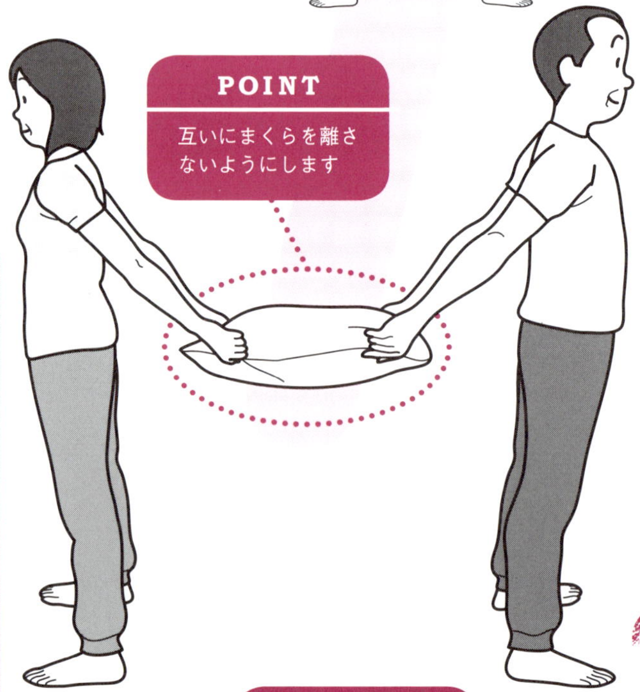

POINT

互いにまくらを離さないようにします

2

２人同時に少しずつ前に進んで、まくらを引っ張ります

POINT

急にまくらを離すと相手が前に倒れてしまいます。危険なので、必ず声かけをしましょう

ちょっとひと工夫

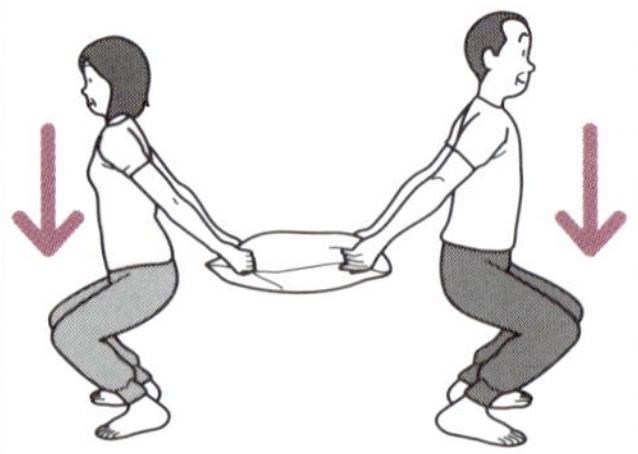

膝の運動もできる

2の状態のまま２人で呼吸を合わせて膝の曲げ伸ばしをすると、脚のトレーニングにもなります

腰を曲げて渡す

1

狭めの間隔で背中合わせに立ち、1人が体の前でまくらを持ちます

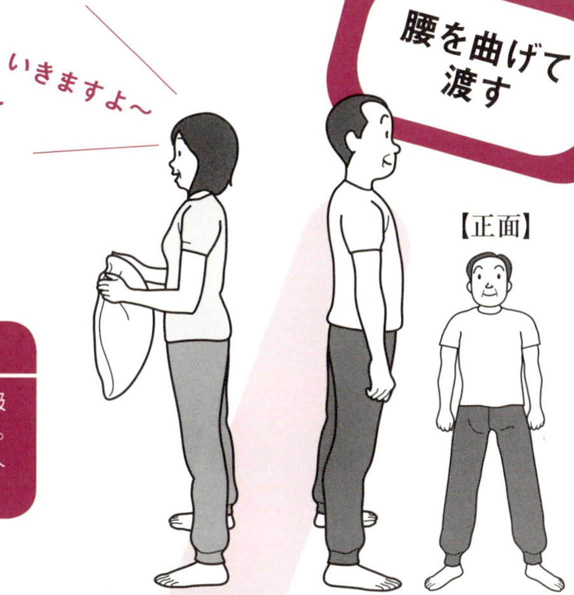

POINT

かけ声をかけて呼吸を合わせましょう。腰に痛みを感じる人は無理をしないで

POINT

足は肩幅より広めに開きます。体の安定が崩れないように注意しましょう

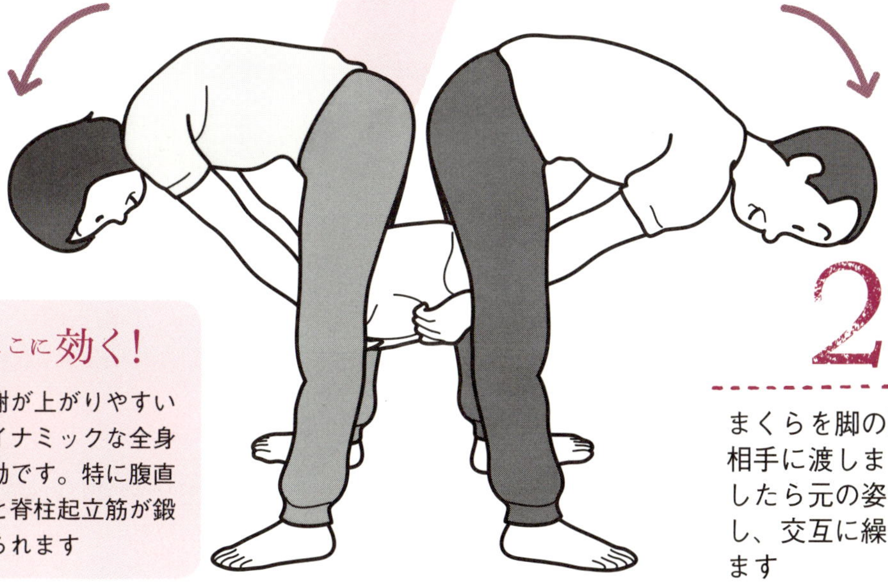

2

まくらを脚の間から相手に渡します。渡したら元の姿勢に戻し、交互に繰り返します

ここに効く！

代謝が上がりやすいダイナミックな全身運動です。特に腹直筋と脊柱起立筋が鍛えられます

応用編② ２人でやってみよう！

1

２人で左右に並んで立ち、一方はまくらを体の正面に差し出すように持ちます

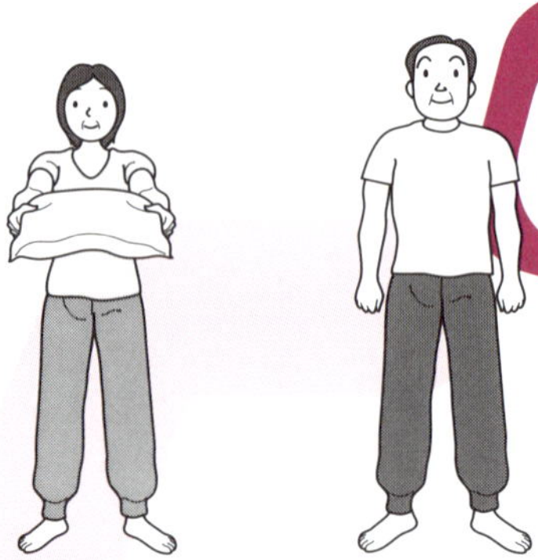

腰をひねって渡す

POINT

腕はできるだけ水平にし、肘は伸ばしたままにします

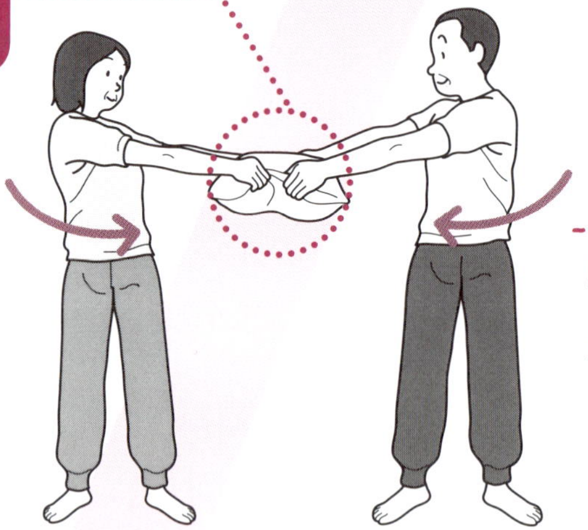

2

腰をひねってまくらを水平に動かし、相手に渡します

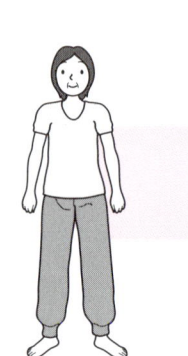

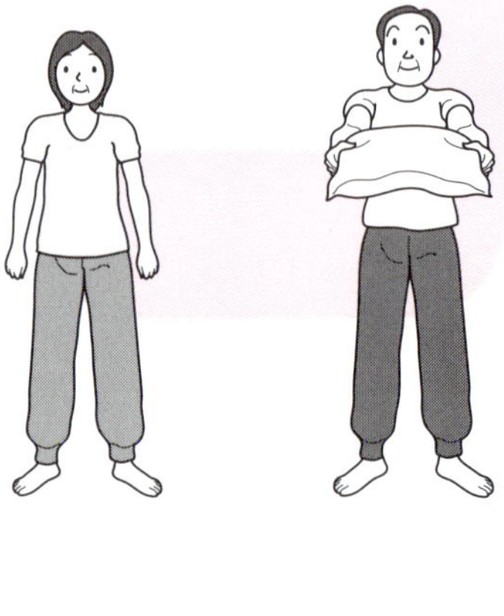

3

まくらを受け取ります。まわれ右をして1～3の動作を繰り返します

ここに効く！

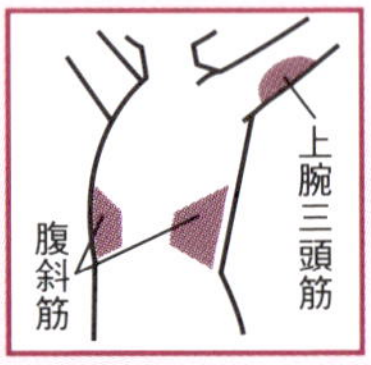

まくらを保持する姿勢とひねりの動作により、腹斜筋と上腕三頭筋を鍛えます

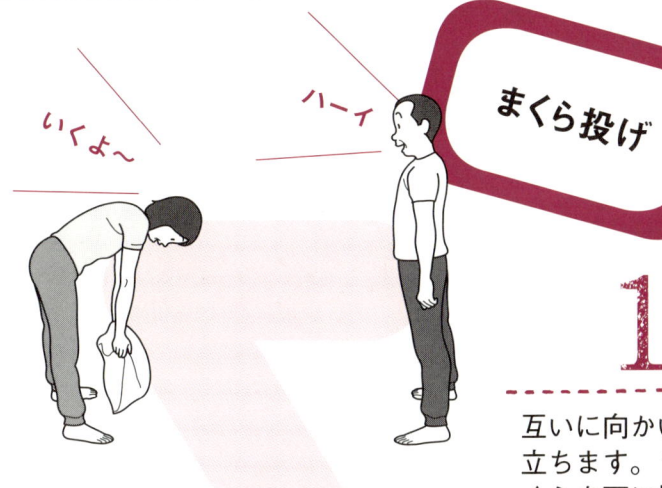

まくら投げ

1

互いに向かい合って立ちます。1人がまくらを下に構えます

POINT

次の「投げる」動作に移る前に、必ず相手に声をかけます

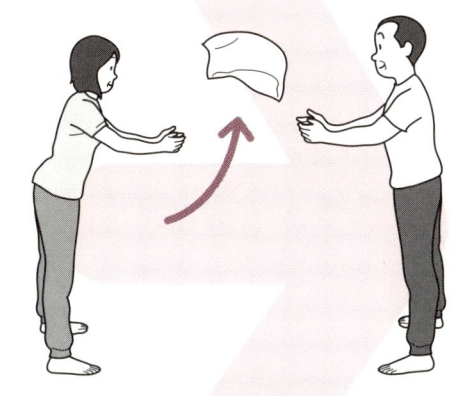

2

相手に向かって軽くまくらを放ります

POINT

はずみをつけず、高く上がりすぎないように気をつけます

3

両手でしっかりまくらをキャッチ。受け取った側も声をかけてから相手に返します

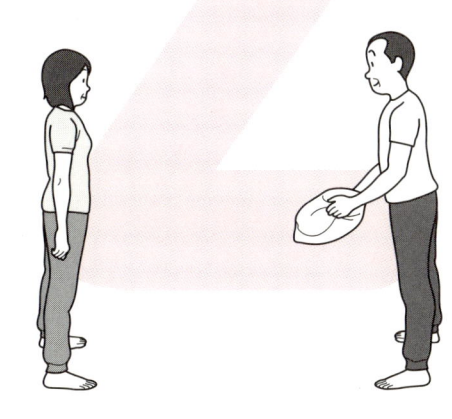

ここに効く！

タイミングを見計らってまくらを投げて受け取る動きは、脳と手足を協調させて使う「協応動作」なので、認知症予防の効果が期待できます

応用編③

座ってできる体操

立って行うパジャまくら体操と共通する動作も多いので、
この項を参考に「座ってできる体操メニュー」を
考えてやってみましょう。

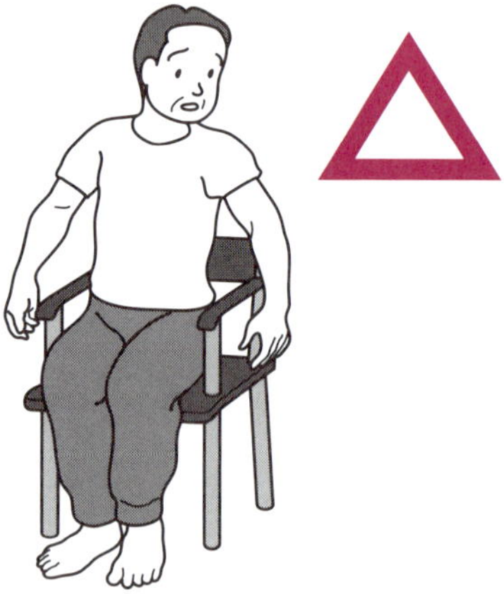

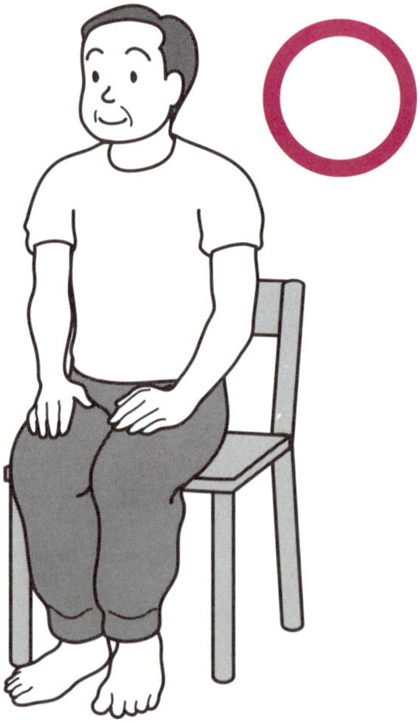

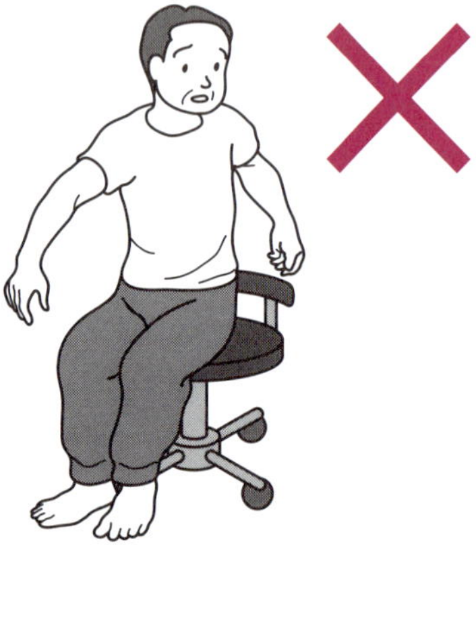

安定した椅子を使いましょう

座面の隅から脚が４本出ている椅子が適しています。回転する椅子は体勢が安定しないので避けましょう。また、椅子の横をつかんで体を安定させる動作があるので、肘掛けのない椅子がお勧めです。

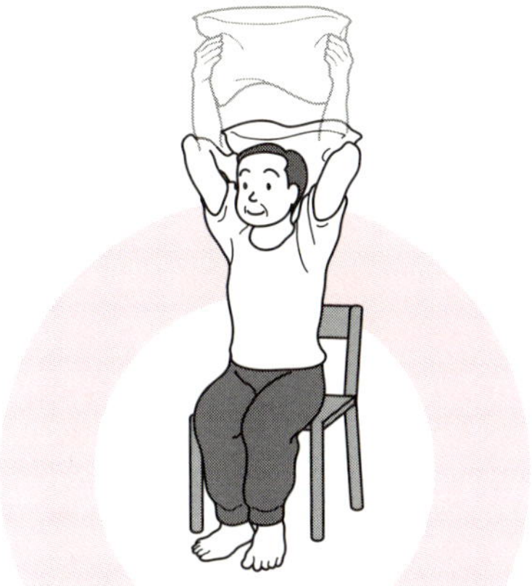

背中伸ばし

頭上で持ったまくらを、肘を曲げて後頭部につけます

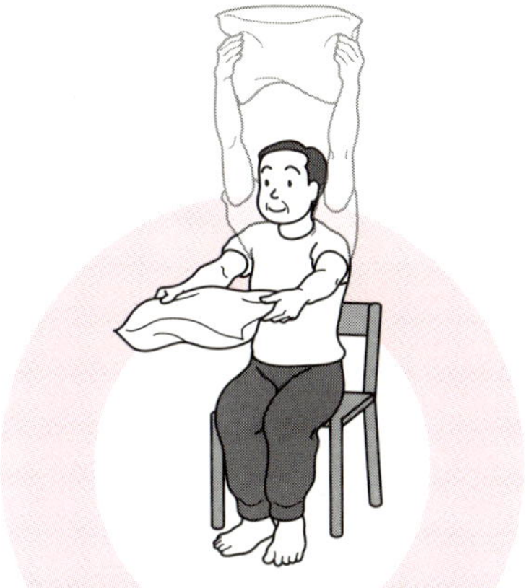

肩伸ばし

手でまくらをつかみ、腕を伸ばしたまま真上へ上げます

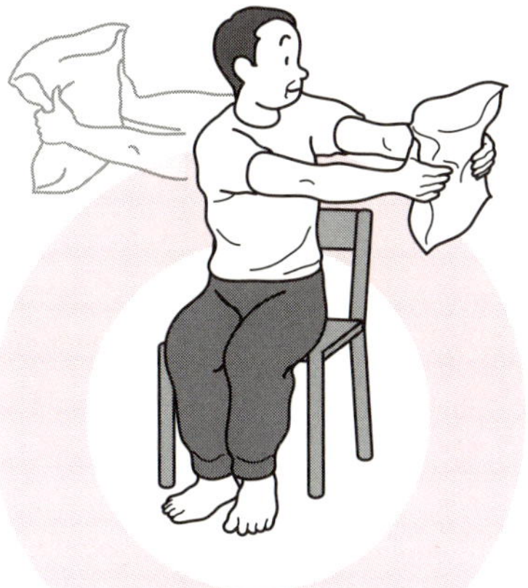

腰ひねり

胸の前でまくらを持ち、体ごと左右を向きます

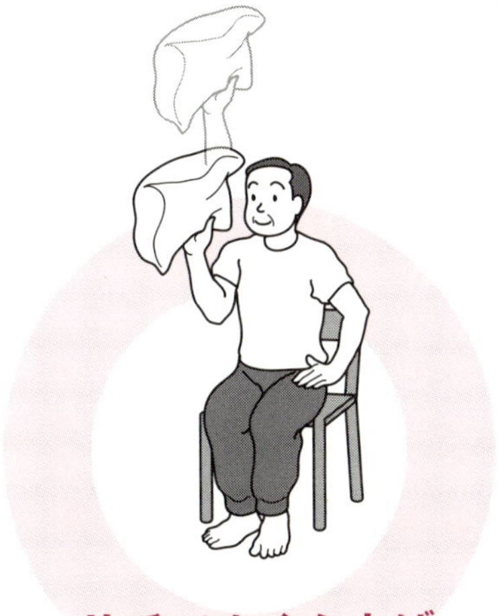

片手でまくら上げ

片手でまくらを持ち上げます。左右行います

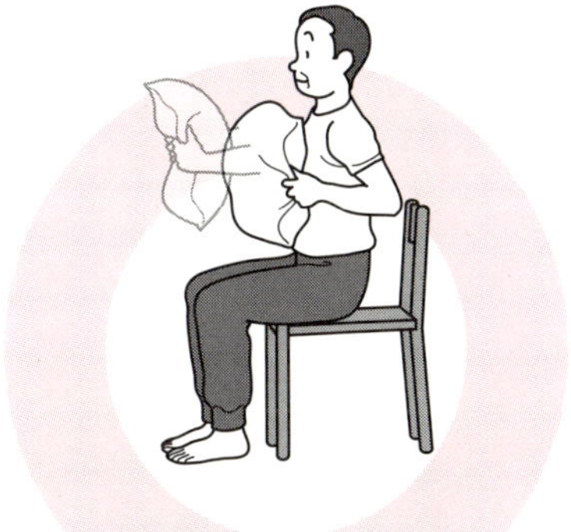

まくら引き寄せ

まくらを胸の前で持ち、腕を曲げて引き寄せます

Memo

「足でまくら上げ」「まくら挟み」は、両手で椅子の座面をしっかりつかみ、体勢を安定させた状態で行いましょう

足でまくら上げ

1

椅子に座り、まくらを足の上にのせます

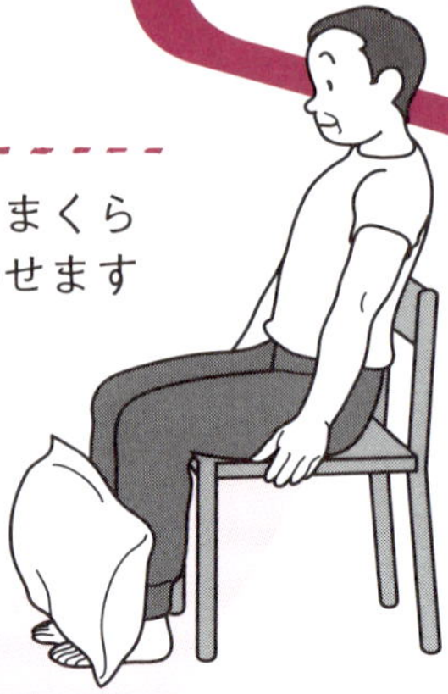

POINT

足からまくらが落ちないようにします

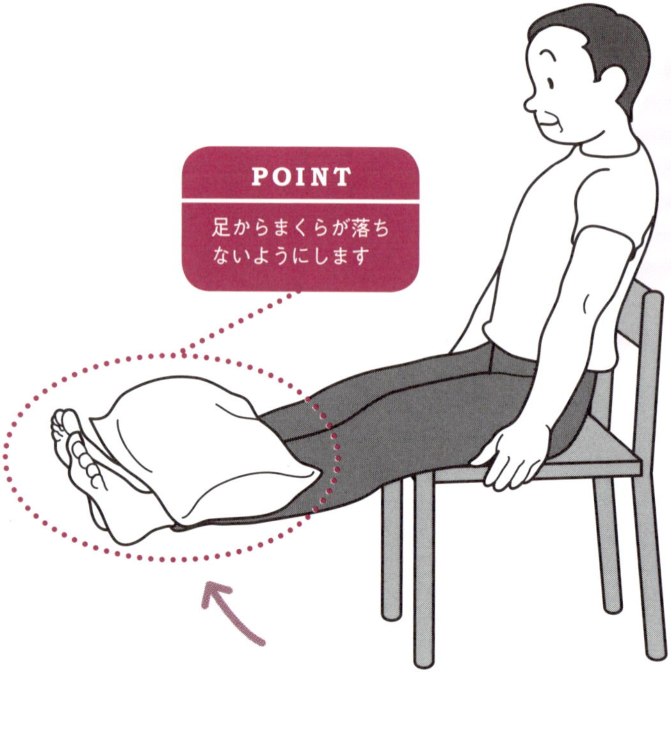

2

足を上げられるところまで、ゆっくりと上げていきます

まくら挟み

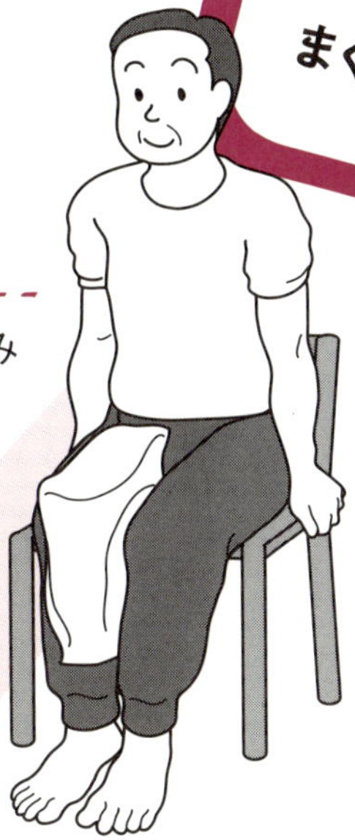

1

太腿でまくらを挟みます

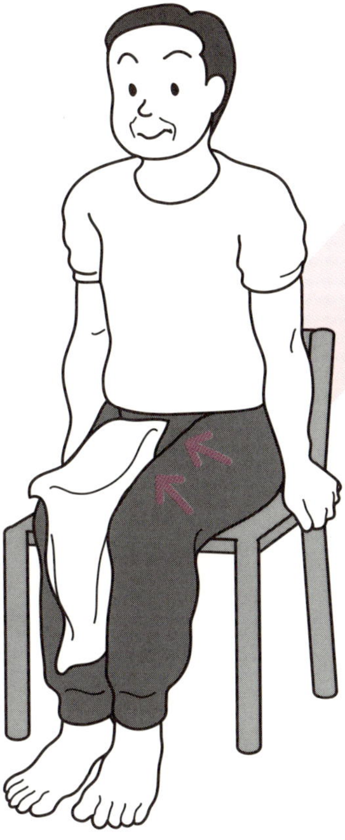

2

太腿にできるだけ力を入れ、まくらを締め付けるようにします

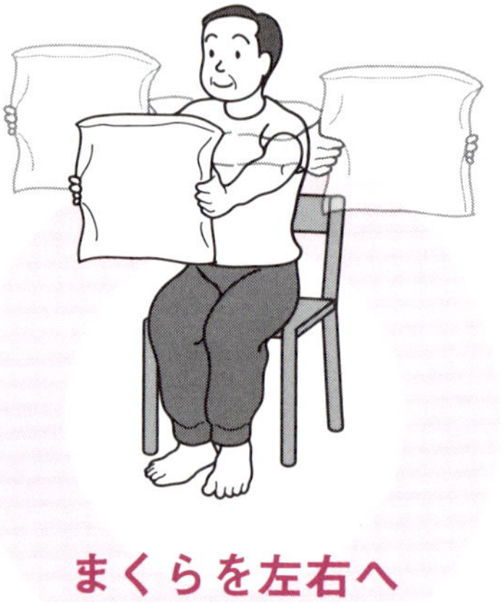

まくらを左右へ

胸の前でまくらを持ち、
左右へ水平に動かします

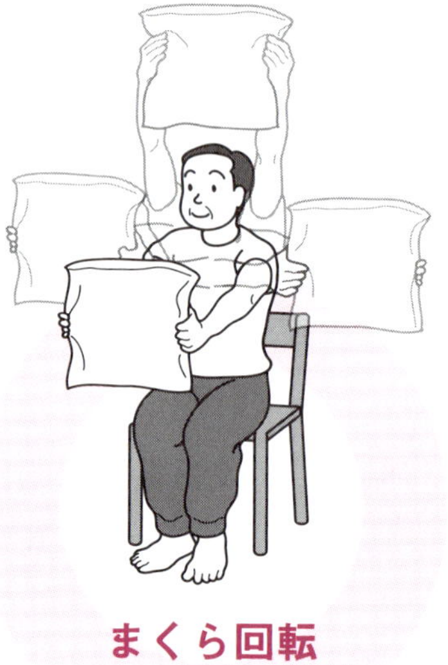

まくら回転

体の前でまくらを右から
左へ、左から右へとまわ
します

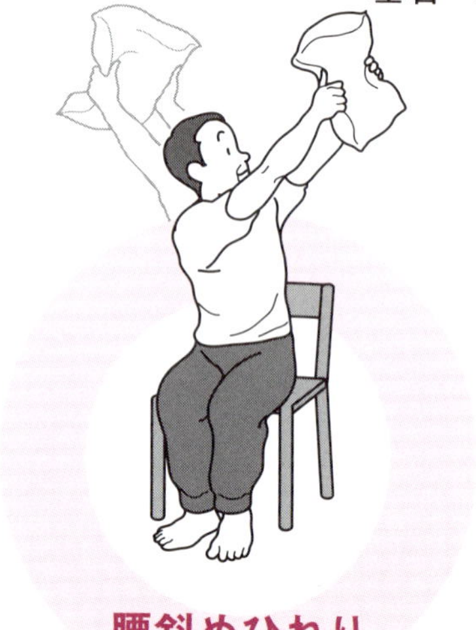

腰斜めひねり

まくらを体の斜め横にか
かげるようにして、腰を
ひねります

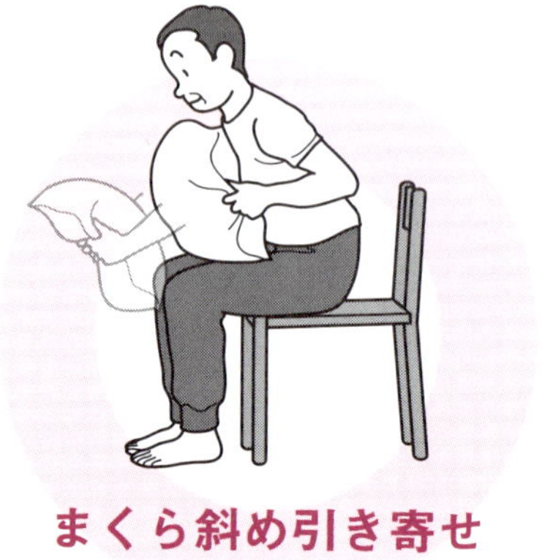

まくら斜め引き寄せ

上体を少し傾けて、まく
らを胸に引き寄せます

3

すっきり目覚める！タオルエクサ

タオルエクサを始める前に

朝顔を洗った後、タオルで顔をふきます。そのタオルを使ってそのまま運動を始めてしまおう、という発想で考案したのが、タオルエクサです。

タオルエクサでも手に持っているものを運動の負荷として利用します。動作によってはタオルに力がかかるものもあります。ですので、少なくとも肩幅程度の長さのあるものを使い、薄すぎるもの、古すぎるものは避けましょう。

タオルエクサは動きに順番がありますが、自分に無理な運動や痛みを感じる動作はとばしてもかまいません。また逆に、「心地いいからもう少しやりたい」と思えるような動作があれば、何度も繰り返してやってみてください。まずは、ゆっくりと一動作一〇回を目標にして行います。自分の体に合うように工夫してみましょう。

なお、タオルを持つ際に、しっかりとタオルを握って、タオルを両手で引っ張り合うように力を加えれば、より負荷がかかります。体力に自信がある方は、ぜひその方法でそれぞれの動きを行ってみてください。

「肩伸ばし」のような準備運動的な動作はありませんが、タオルエクサは両手でタオルを持ち、立った姿勢から始めます。起点となる立ち方を次ページのイラストで説明します。

使いやすいタオル

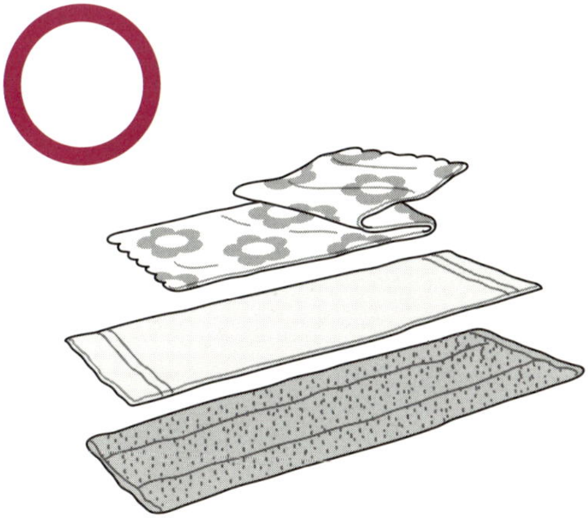

適度な長さと強度でしっかりとつかめるタオルがお勧め

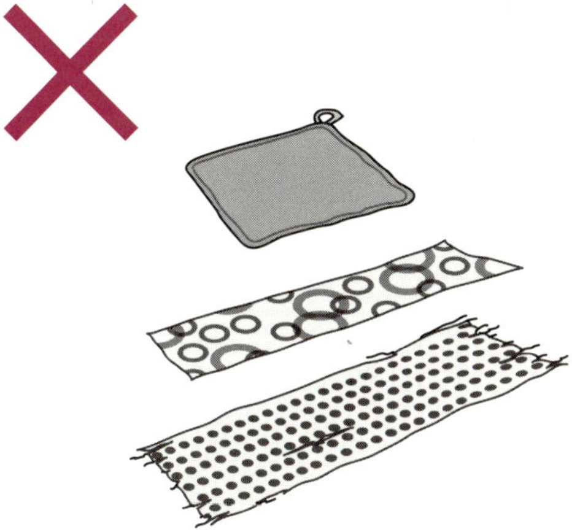

小さいもの、生地が薄いもの、極端に使い古されたものは避けましょう

基本の立ち方

POINT

長いタオルは半分に折って、肩幅くらいになるよう調整してください

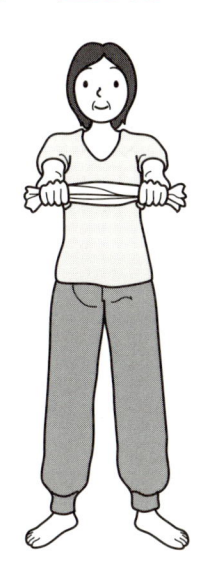

【正面から】

両腕を肩幅くらいに開いた状態でまっすぐ前に出し、両手でタオルをしっかりつかみます

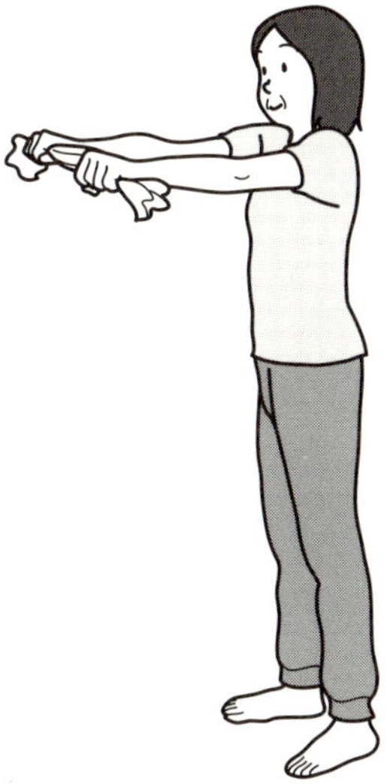

【横から】

背中を伸ばしてお腹とお尻を締めた「いい姿勢」をできるだけ保つようにします

わき腹リラックス運動 背骨や胸まわりがほぐれます

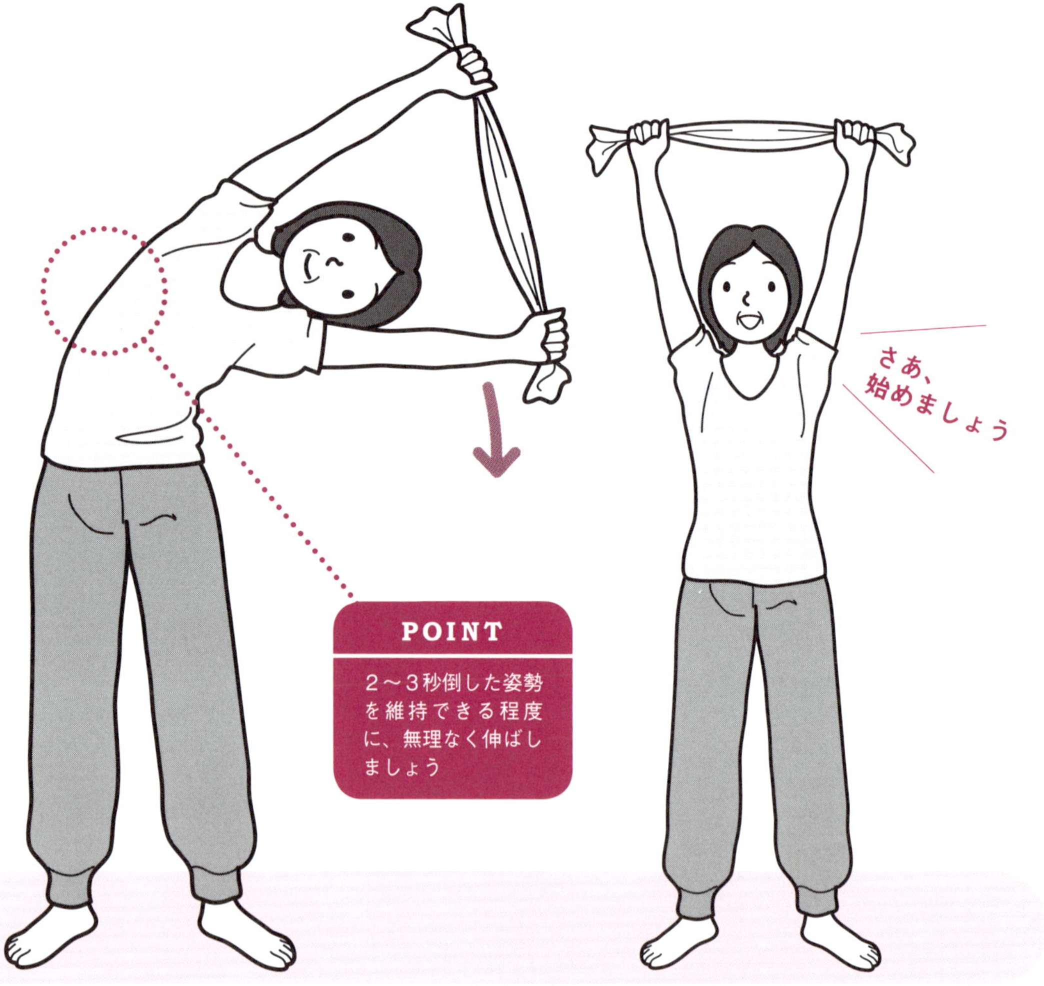

POINT

2～3秒倒した姿勢を維持できる程度に、無理なく伸ばしましょう

1

両足を肩幅くらいに開き、タオルを両手で持って頭上に上げます

2

そのまま上体をゆっくり倒して体側を伸ばします

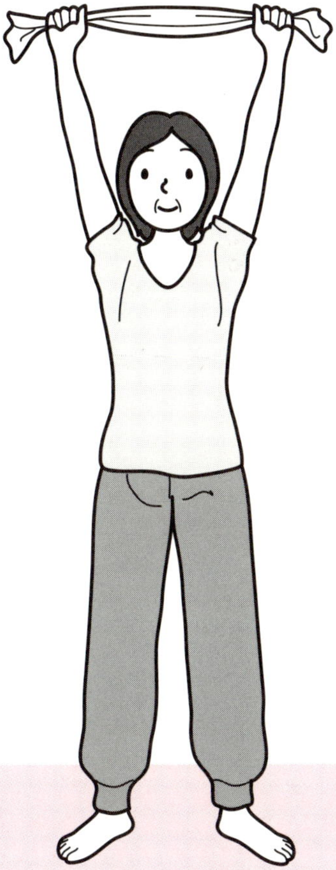

3

上体をゆっくりと起こして1の姿勢に戻します

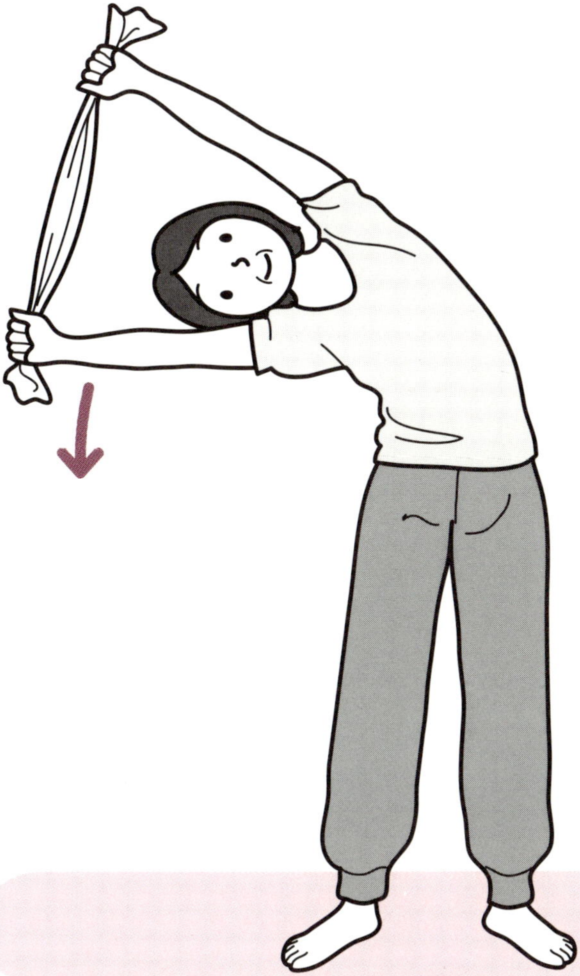

4

反対側に体を倒して体側を伸ばします。その後、上体を起こします

背伸びスクワット　太腿とお尻の筋肉を鍛えます

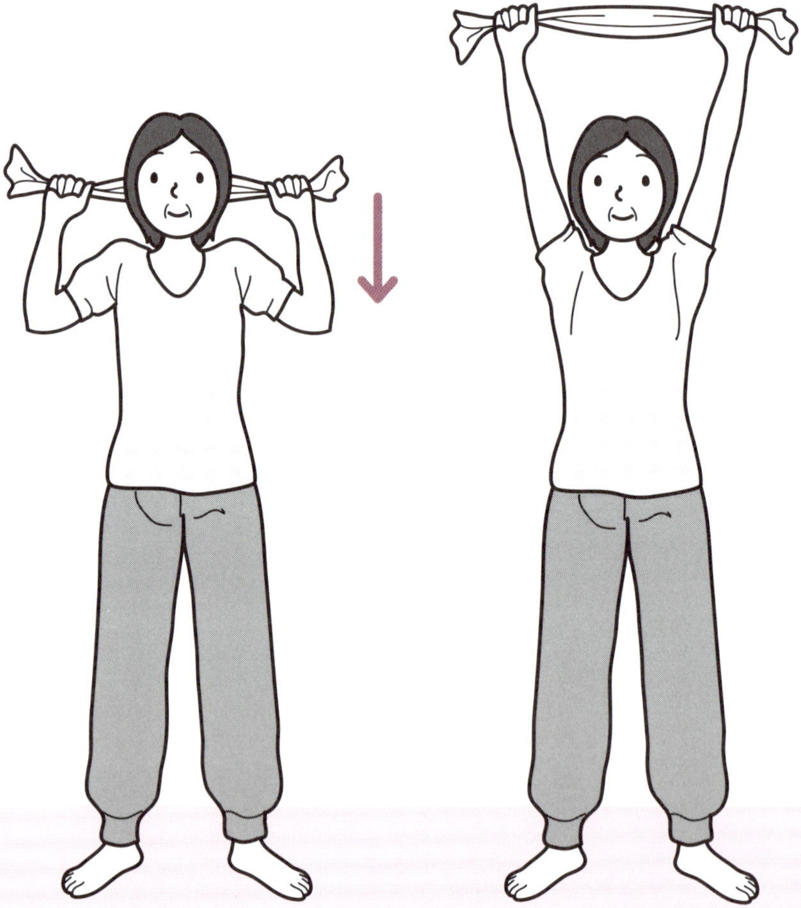

1

タオルを頭上に上げ、足は肩幅より少し広めに開きます

2

腕をゆっくりと曲げ、タオルを後頭部あたりまで寄せます

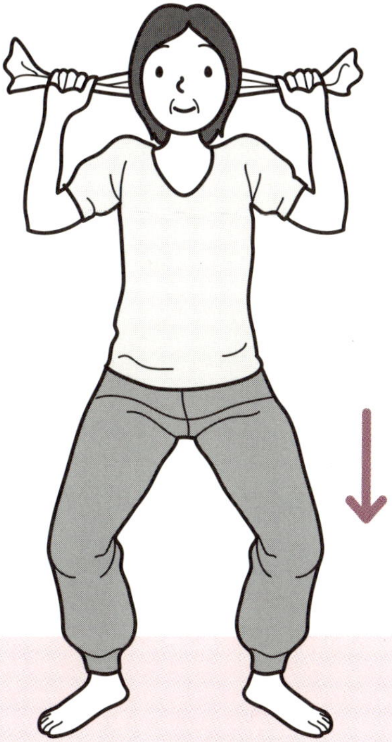

POINT

転倒しないよう、体の安定を保てる程度で行います

3

さらにゆっくりと膝を曲げ、腰を落としていきます

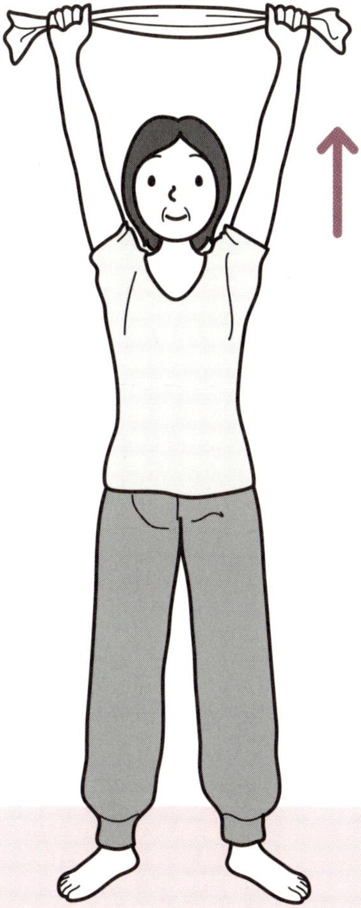

4

腕と膝を同時に伸ばして元の姿勢に戻します

アキレス腱伸ばし　姿勢維持の訓練になります

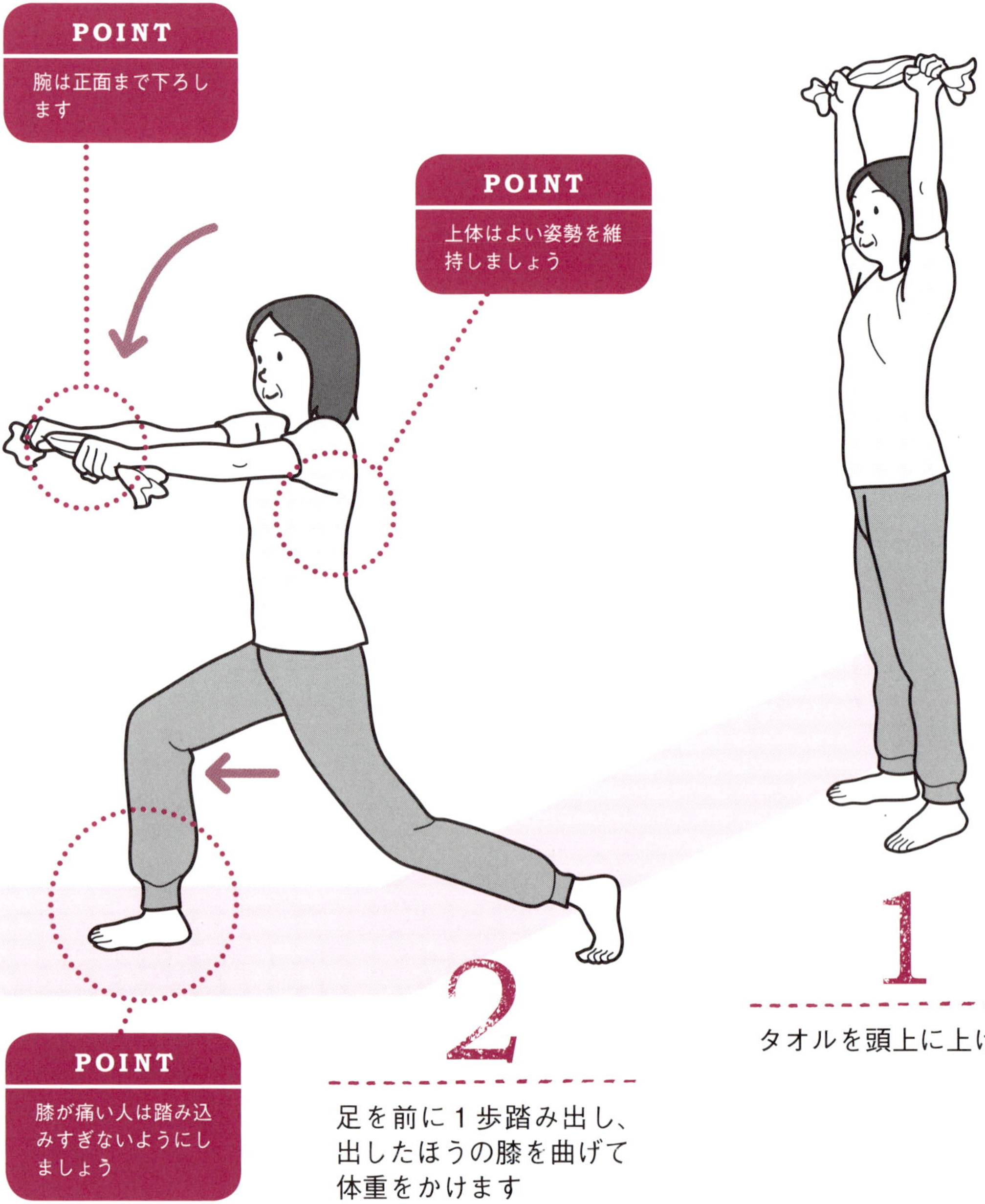
POINT
腕は正面まで下ろします
POINT
上体はよい姿勢を維持しましょう
POINT
膝が痛い人は踏み込みすぎないようにしましょう

1

タオルを頭上に上げます

2

足を前に１歩踏み出し、出したほうの膝を曲げて体重をかけます

3

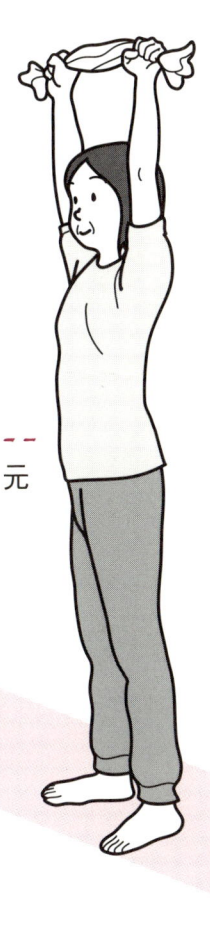

前に出した足を引き、元の姿勢に戻します

4

反対の足を前に一歩踏み出し、膝を曲げて体重をかけます。その後、元の姿勢に戻します

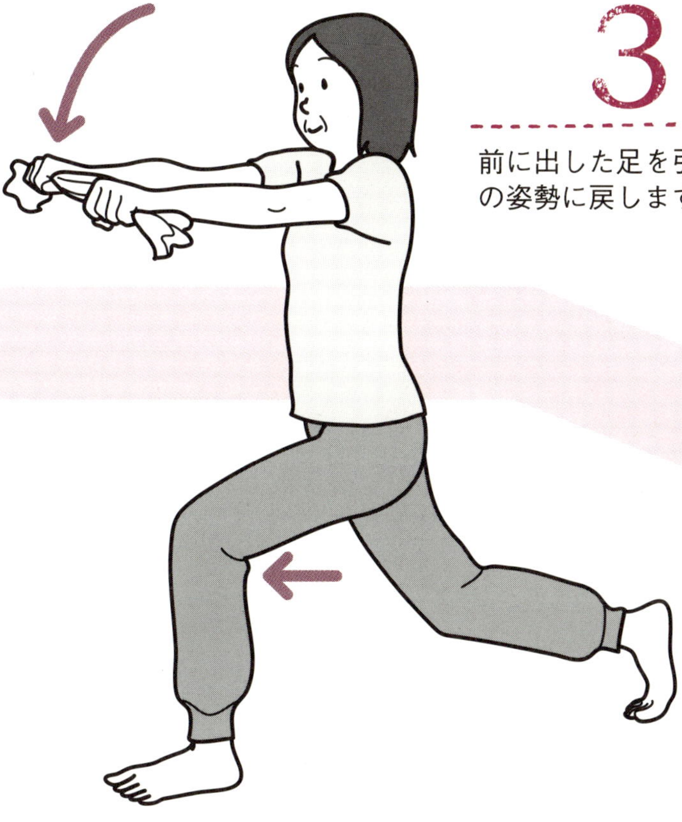

Memo

足を大きく開きすぎると体の安定を崩しやすくなるので注意しましょう

上半身ひねり　腹斜筋を鍛える運動です

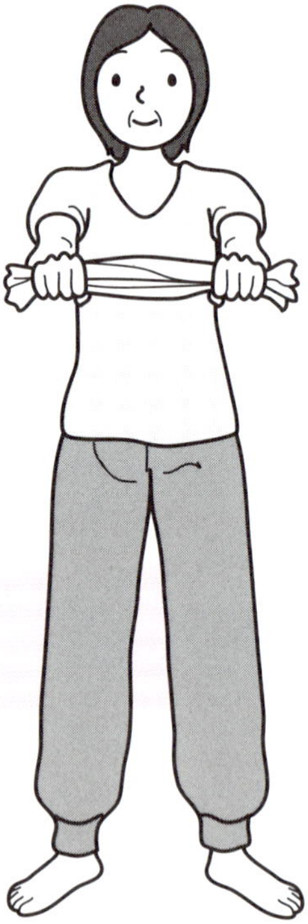

1

「基本の立ち方」で立ちます

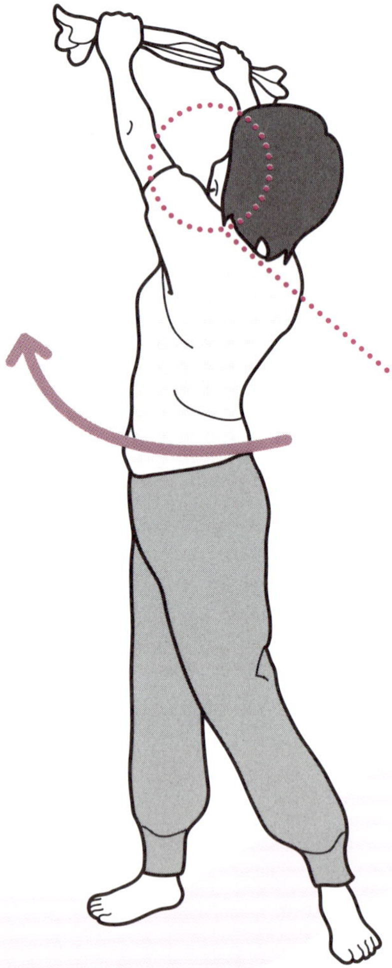

POINT

タオルを見るようにするとよいでしょう

2

上体をゆっくりと、気持ちよく体が伸びた感じがするまでひねります

Memo

足の位置をできるだけ変えずに
無理なくひねりましょう

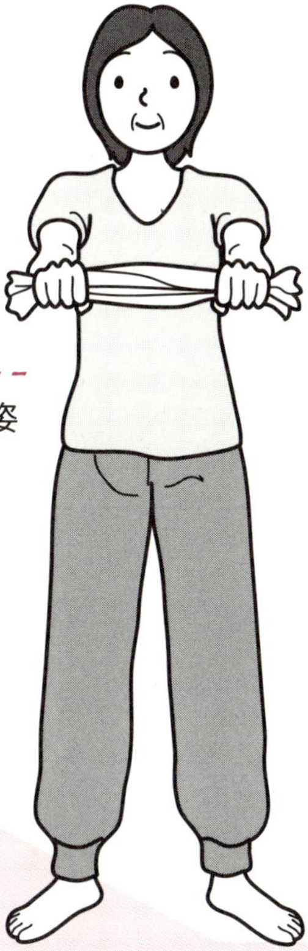

3

腕を正面に出し、元の姿勢に戻します

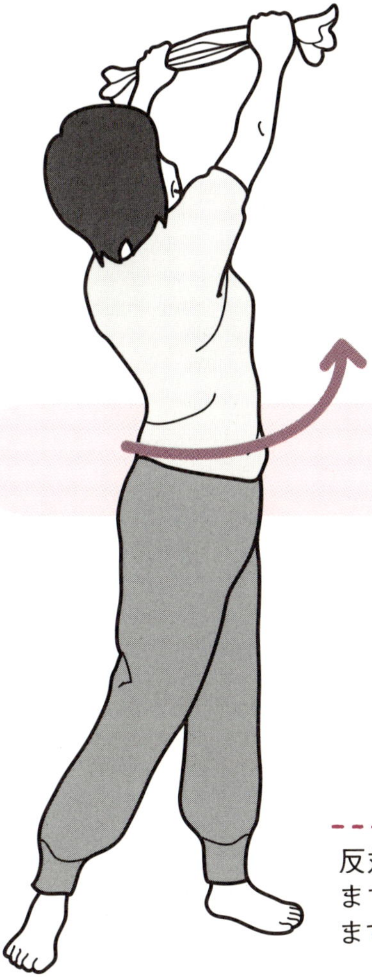

4

反対側へも同様にひねります。その後、元へ戻します

タオルまわし 肩関節の柔軟性を高めます

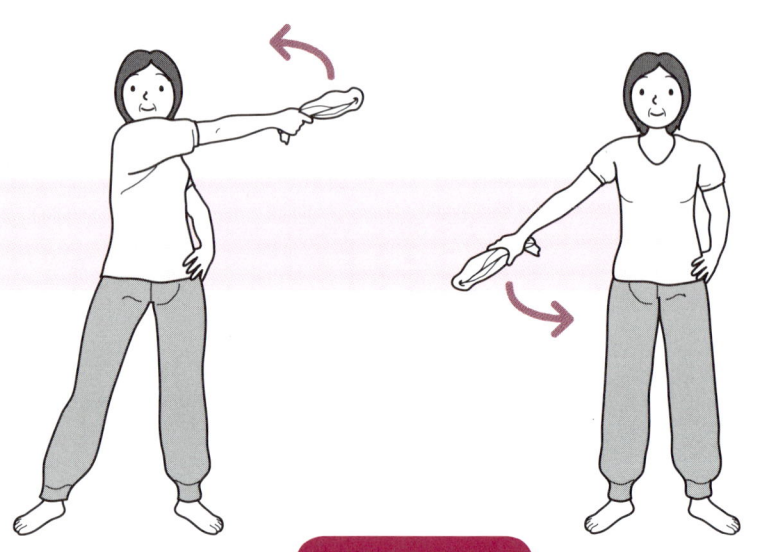

1

タオルを片手で持ち、体の正面でまわします。左右それぞれの方向にまわしたら、タオルを反対の手に持ち替えて同様に行います

POINT

速くまわすと関節を傷めることがあります。まずは勢いをつけず、ゆっくりまわしましょう

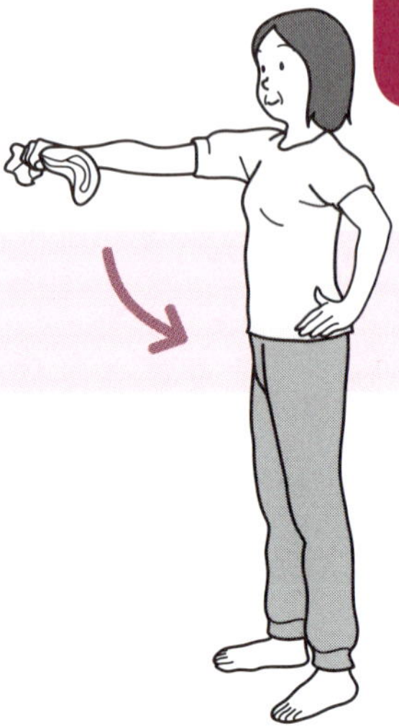

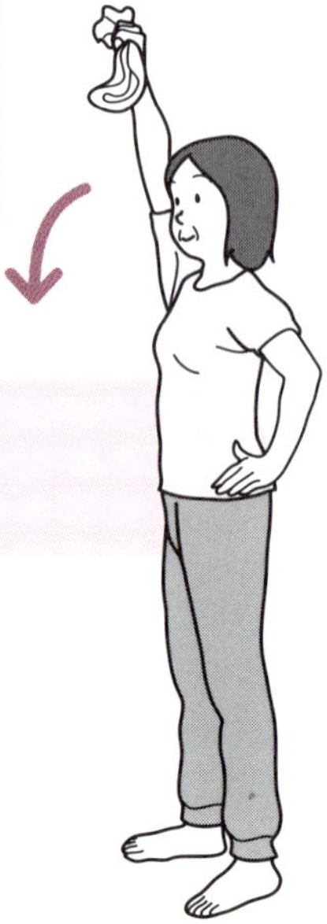

2

タオルを片手で持ち、体の横でまわします。前まわし・後ろまわしそれぞれを行った後、タオルを反対の手に持ち替えて同様に行います

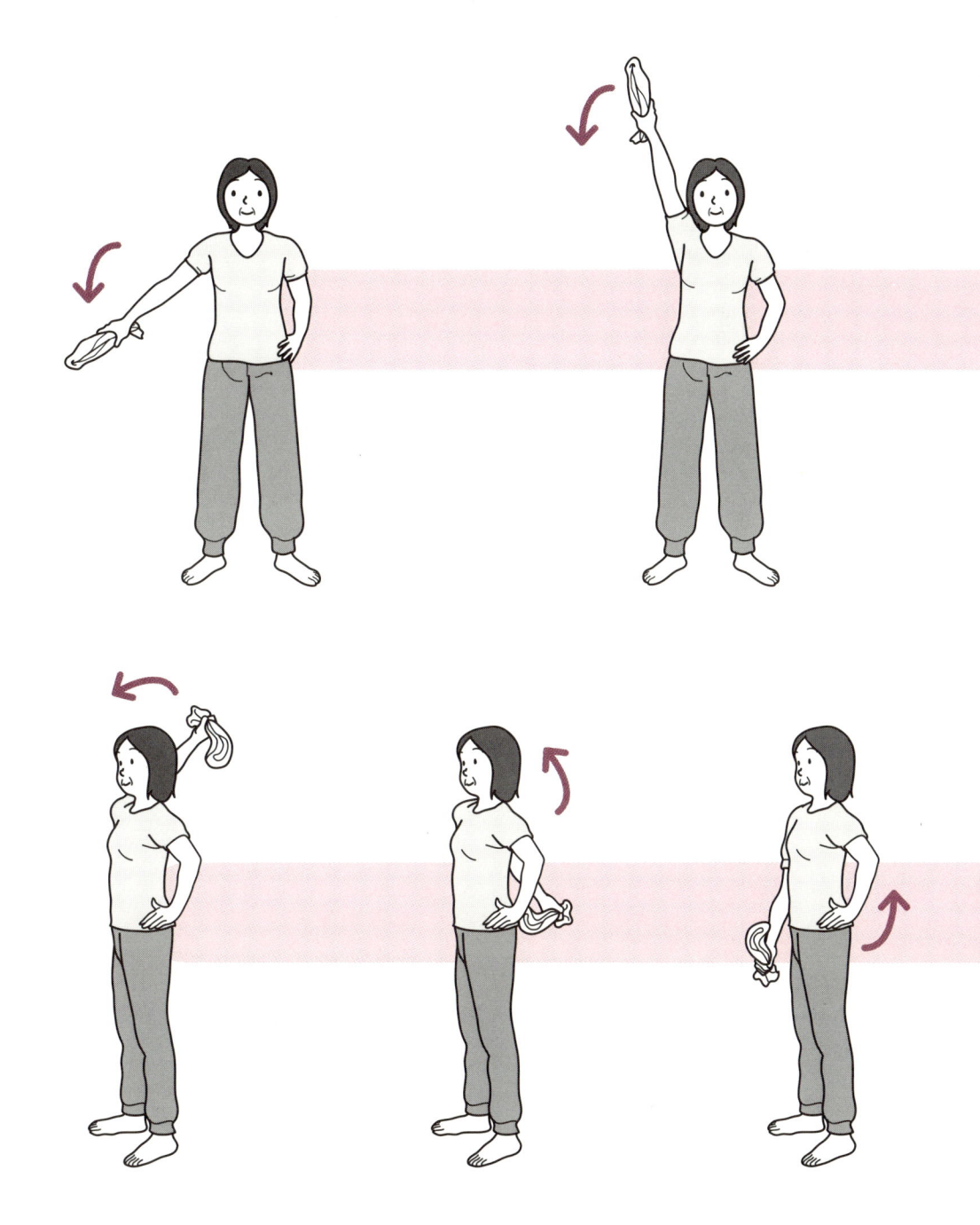

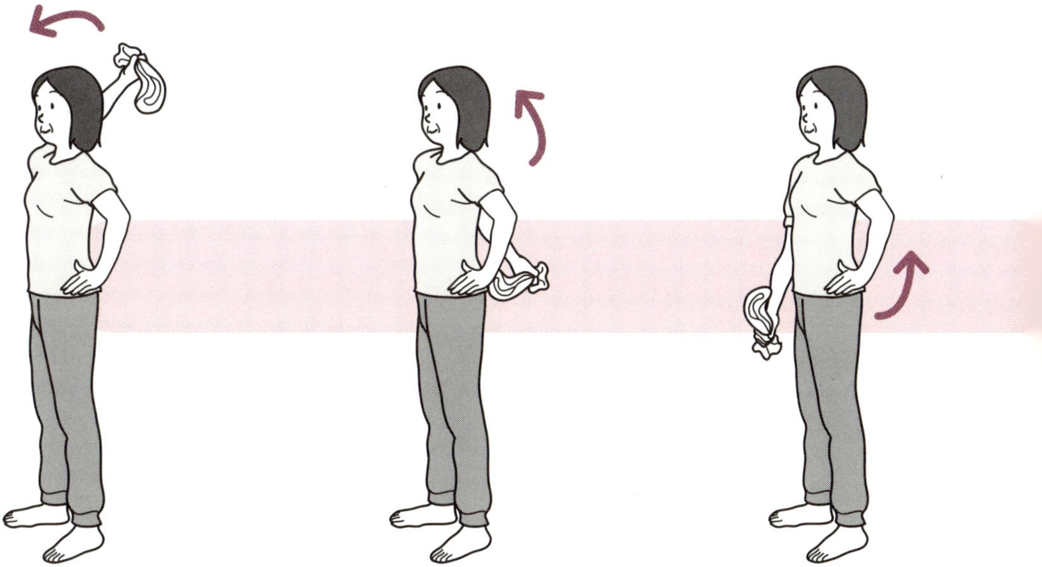

体開き運動 胸のまわりの筋肉をほぐします

POINT

視線は指先に向けましょう

1

足でタオルを踏みます

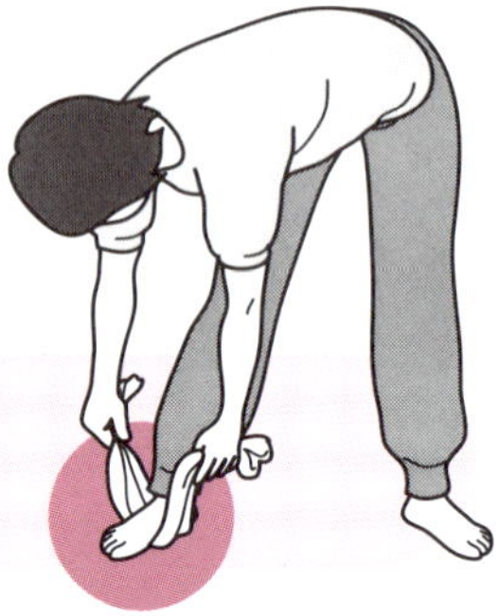

2

タオルを踏んでいる側と反対の手を上に振り上げます

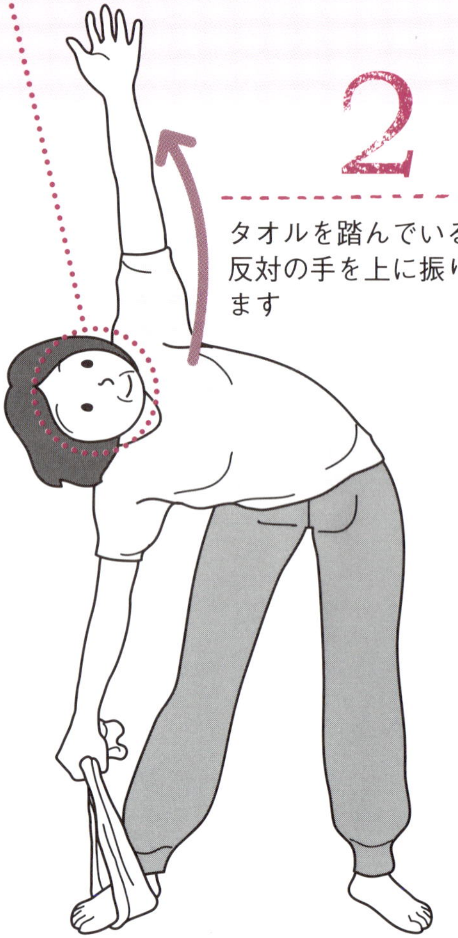

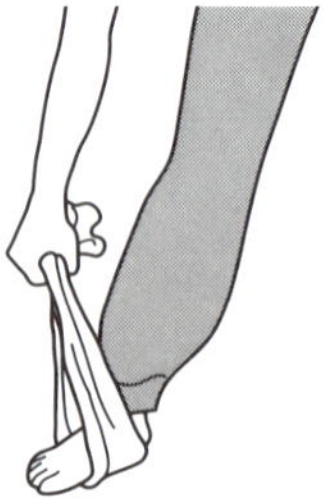

半分に折ったタオルの、輪になったところに足を入れて体を安定させます

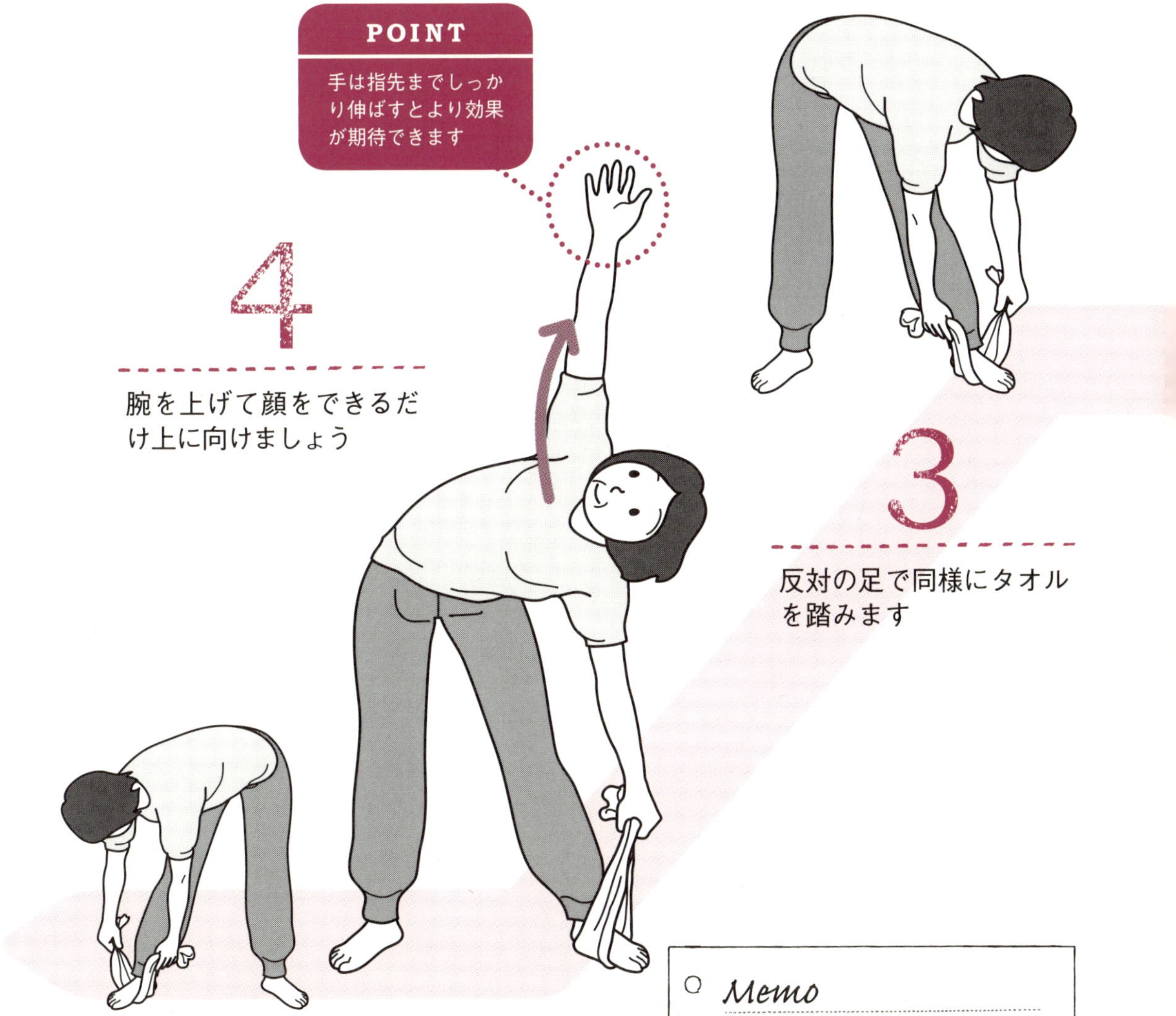

POINT

手は指先までしっかり伸ばすとより効果が期待できます

3

反対の足で同様にタオルを踏みます

4

腕を上げて顔をできるだけ上に向けましょう

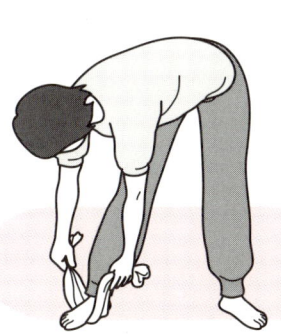

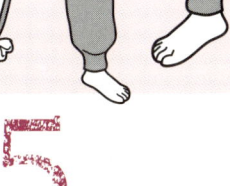

5

元の姿勢に戻します。1～4を3回ほど繰り返すとよいでしょう

Memo

タオルをしっかり握って体勢を安定させましょう。長めのタオルを使うと、比較的楽にできます

コラム 3

震災後も役に立った体操

二〇一一年三月一一日に起こった東日本大震災と、その後の巨大津波や現在も続く放射能の問題で、福島県ではたくさんの方々が避難所や仮設住宅、あるいは自宅から離れた親戚・友人の家などでの生活を余儀なくされてきました。

当時私は、福島市内のある短期大学に勤めていましたが、震災後は学生たちと被災した方々を訪問し、パジャまくら体操など誰でも簡単にできる運動を一緒に行うボランティアを始めました。

家族を失い、故郷に戻る日も分からないまま、胸を引き裂かれるような思いをしている方が大勢いらっしゃいます。悲しみは言葉にならないほど大きなものだと思いますが、ほんの一瞬でも体を動かしてリラックスする時間を持っていただけたら……、そのような思いでこの活動を始めました。

訪問先で出会った方々は、体操を行った後に、「久しぶりにリフレッシュできた」「元気になった」という感想を寄せてくださいました。学生と体操をするにつれて顔が赤らみ、笑顔になる方々の姿を何度も目にしました。どんなに大変な状況でも、体を動かすことは少なからず心を変えてくれることに気づかされました。心にも体にもよい運動を、これからもみなさんと実践し続けたいと思います。

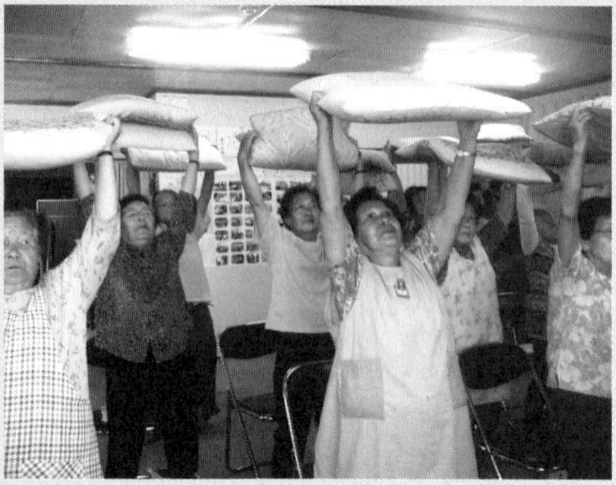
著者の体操教室にて

4

寝たきり予防に！ドライヤーエクサ

足腰が弱ったな、と感じたら

ドライヤーエクササイズは、シャワーやお風呂の後に髪をドライヤーで乾かしながらできるエクササイズです。熱風や冷風が頭に当たっている状態で行うことになるので、やけどや怪我には十分注意してください。ドライヤーを使わない方は、片手で持てるもので代用してもかまいません。

このエクササイズは下半身を動かす動作が多いので、「足腰が弱ってきた」「寝たきりを予防したい」という方には特にお勧めです。自分に無理な運動や痛みを感じる動作はとばしてもかまいません。キツイと感じるときは、動きを小さくしたりするなど、ご自分で調整して行ってください。

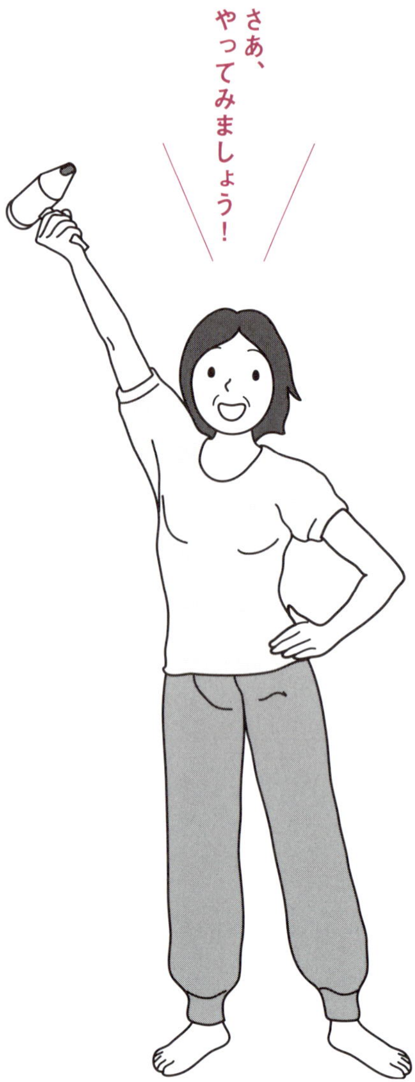

ドライヤースクワット 足腰を強化する運動です

POINT
膝に痛みを感じない程度に曲げ伸ばししましょう

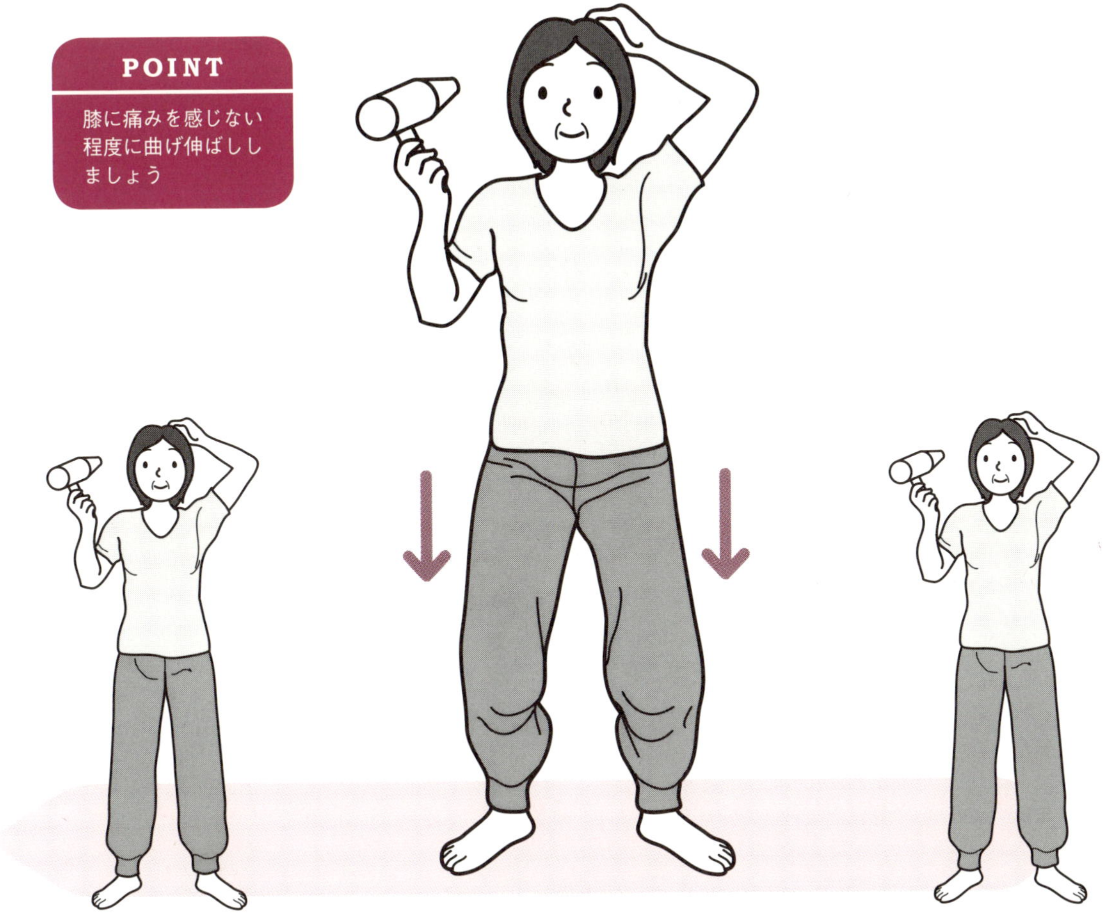

1
両足を肩幅ぐらいに開いて立ちます

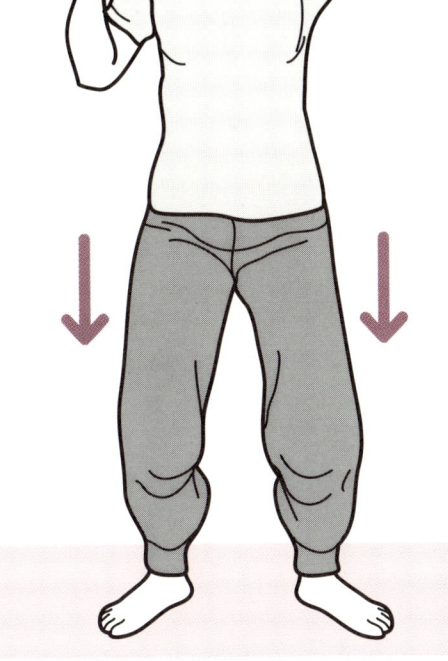

2
膝をゆっくりと曲げて腰を落とします

3
膝を徐々に伸ばして元の姿勢に戻します

内腿伸ばし 脚の内側を伸ばします

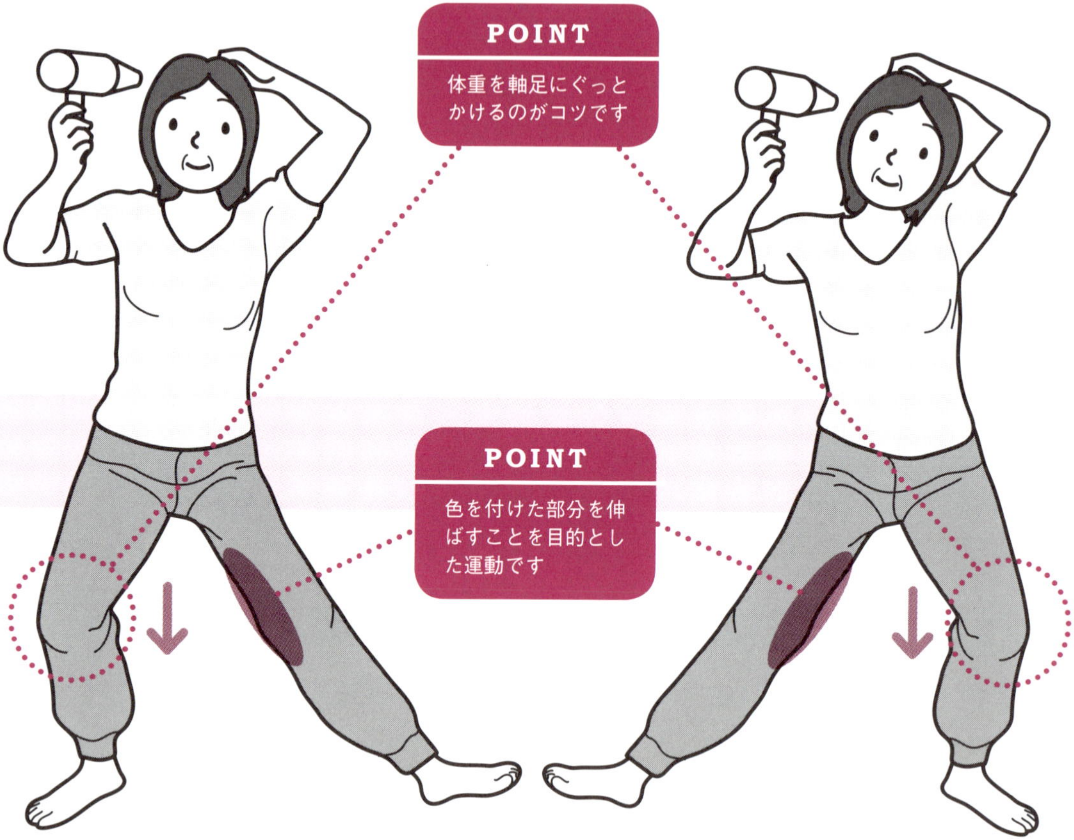

POINT
体重を軸足にぐっとかけるのがコツです
POINT
色を付けた部分を伸ばすことを目的とした運動です

1

一方の足の膝を曲げて反対側の足の内腿を伸ばします

2

1と同じ動作で逆側の内腿を伸ばします

アキレス腱伸ばし 太腿の運動にもなります

Memo

体の安定が崩れないように注意しましょう

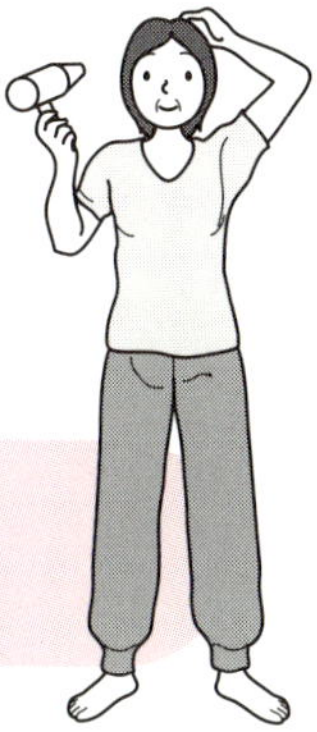

1

正面を向いて立ちます

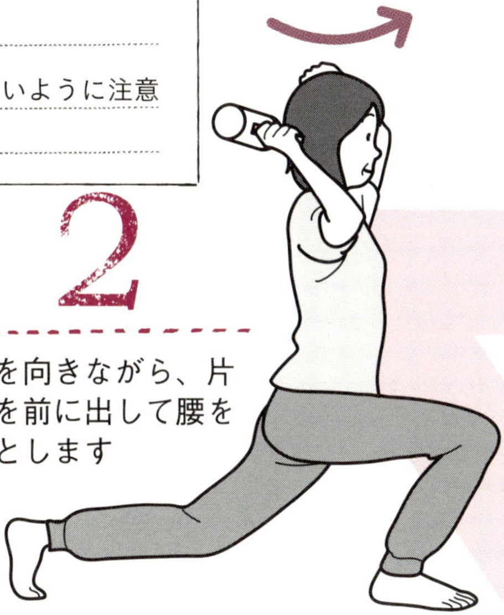

2

横を向きながら、片足を前に出して腰を落とします

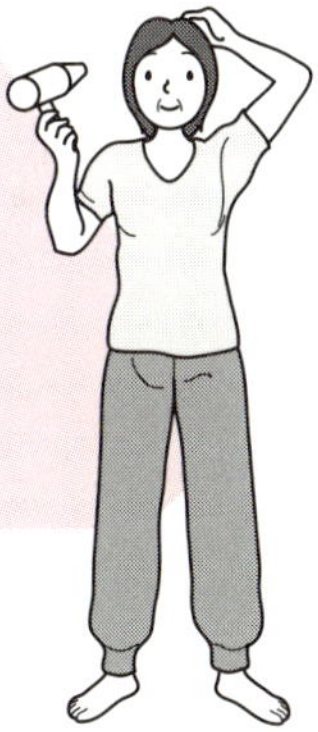

3

正面を向いて元の姿勢に戻します

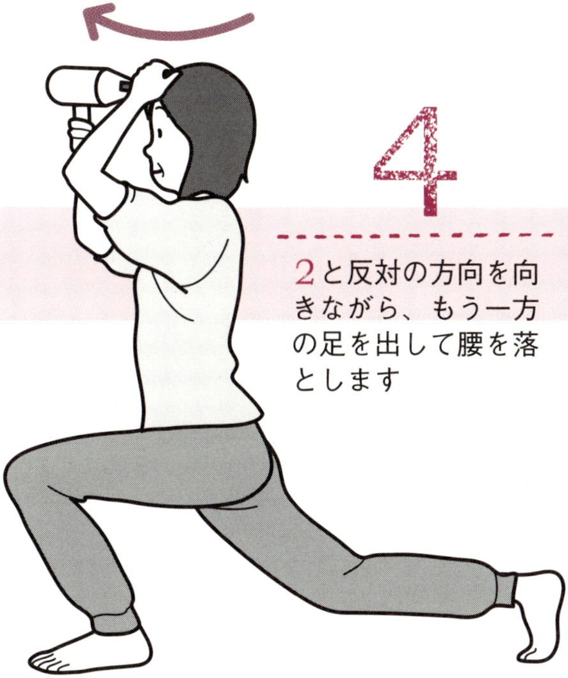

4

2と反対の方向を向きながら、もう一方の足を出して腰を落とします

腰まわし運動 腰まわりを柔らかくほぐします

POINT
腰に痛みを感じない
程度に行いましょう

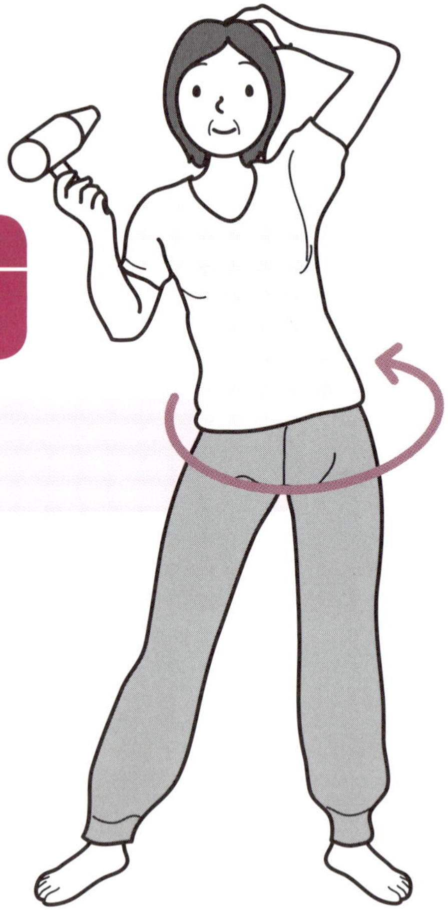

1

背筋を伸ばして立ち、腰
を一方に3回転します

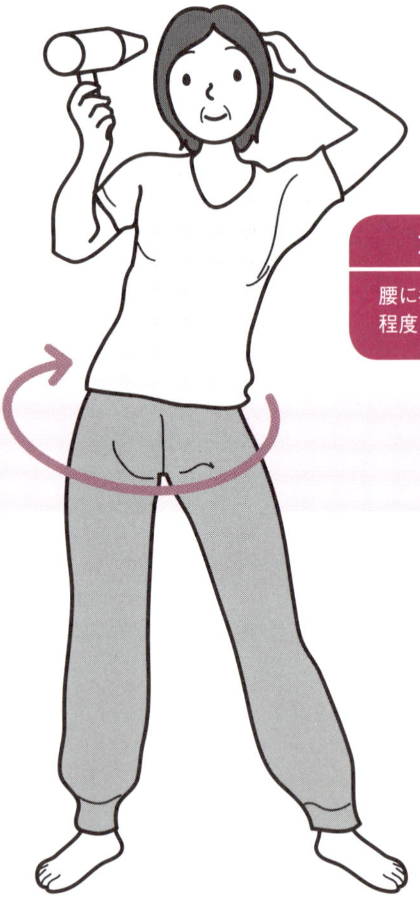

2

反対側にも3回転します

腰突き出し運動　腰の横を気持ちよく伸ばします

1

足を肩幅より広く開いて立ちます

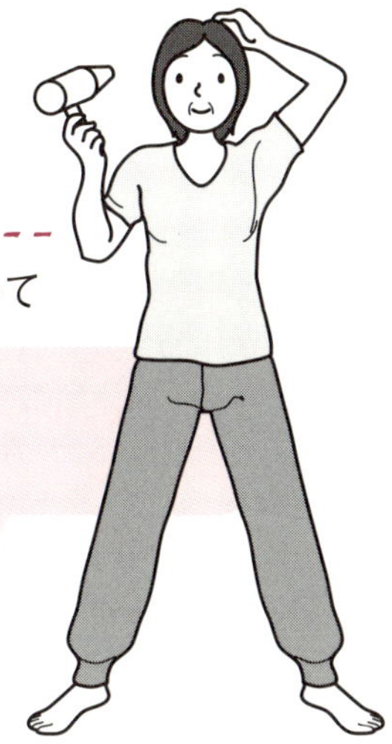

POINT

腰の外側が伸びるのを意識しながら行いましょう

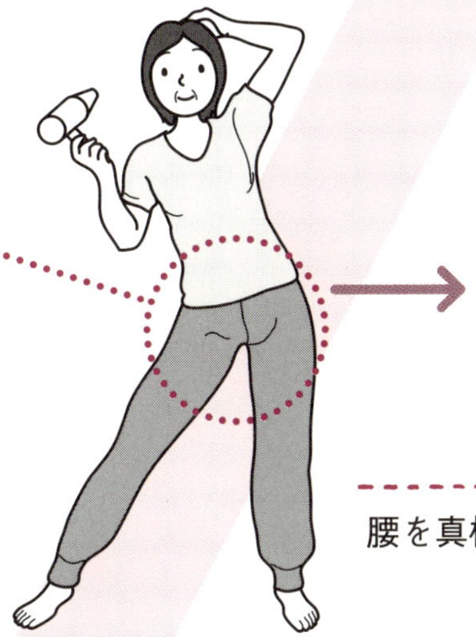

2

腰を真横に突き出します

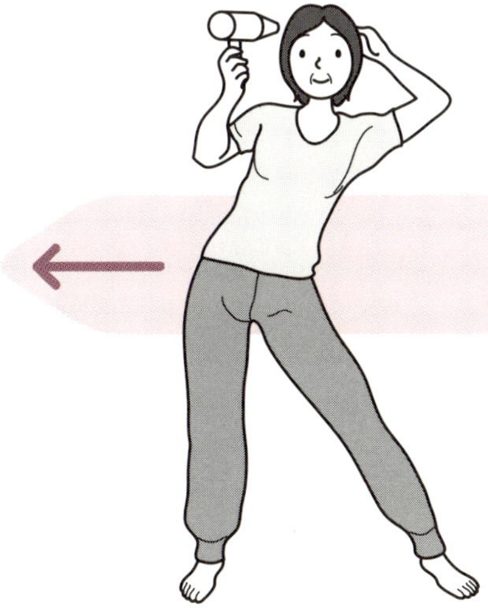

Memo

腰を突き出すときに膝が曲がらないようにします

3

反対側へも腰を突き出します

ウエストひねり　ひねる動きで腹斜筋を鍛えます

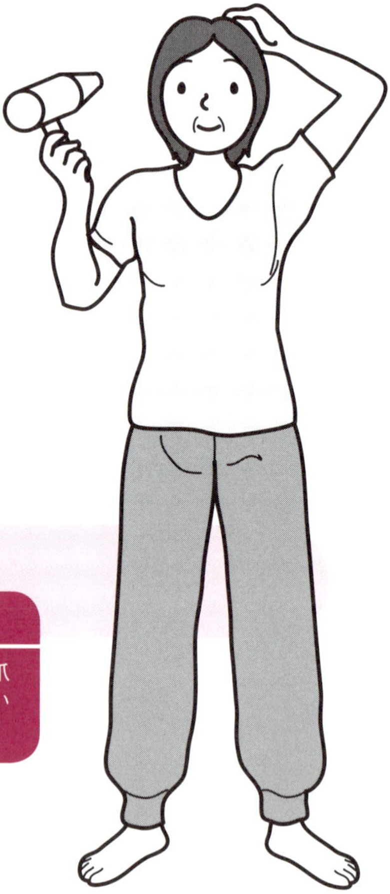

1

足を肩幅くらいに開いて立ちます

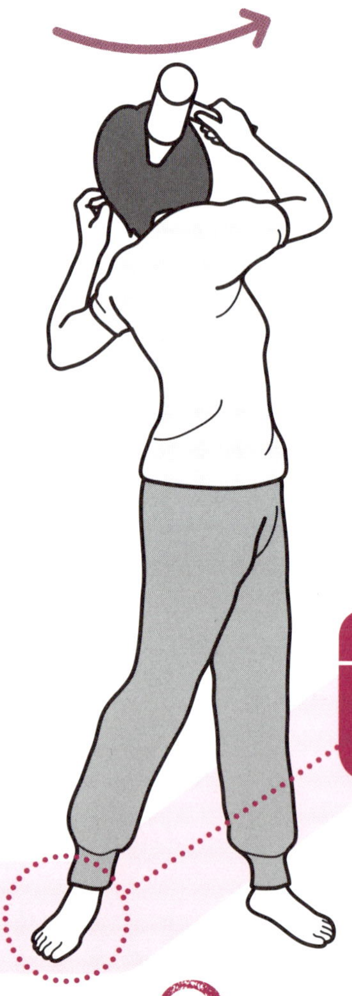

POINT

体をひねるときに爪先が床から離れないようにします

2

ゆっくりと後方を向き、体をひねります

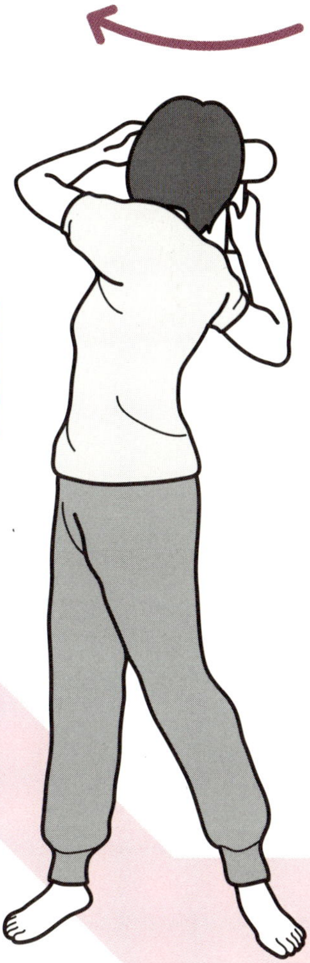

POINT

腰が気持ちよく伸びるのを意識しながら行いましょう

3

頭を反対にまわして後方を向き、体をひねります

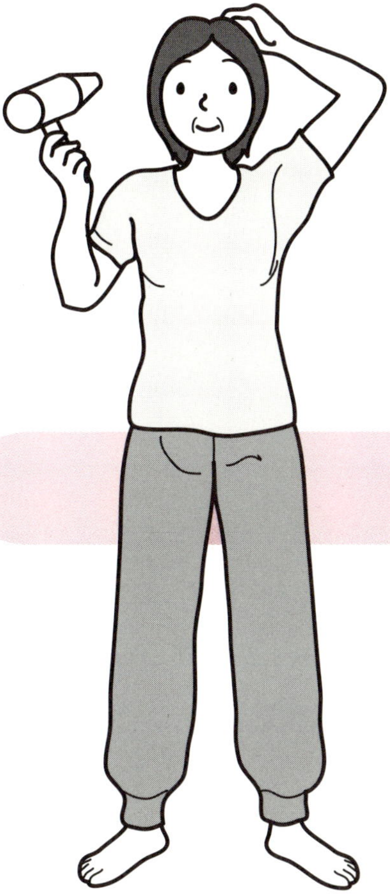

4

元の姿勢に戻します

首の運動 首筋のこり解消に最適です

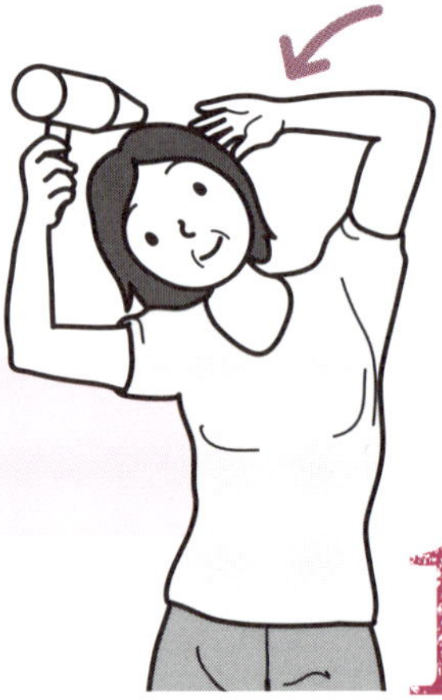

1

頭を一方に倒します

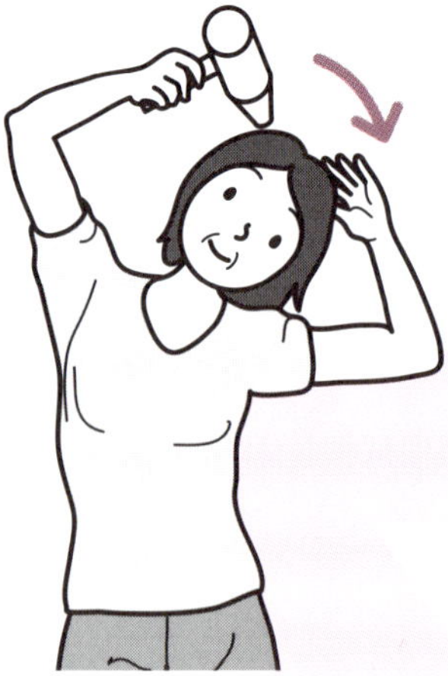

2

反対側に倒します

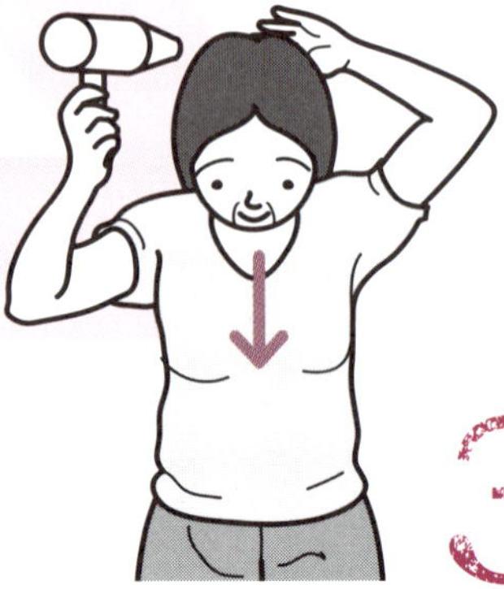

3

視線を下に向け、頭を前に倒します

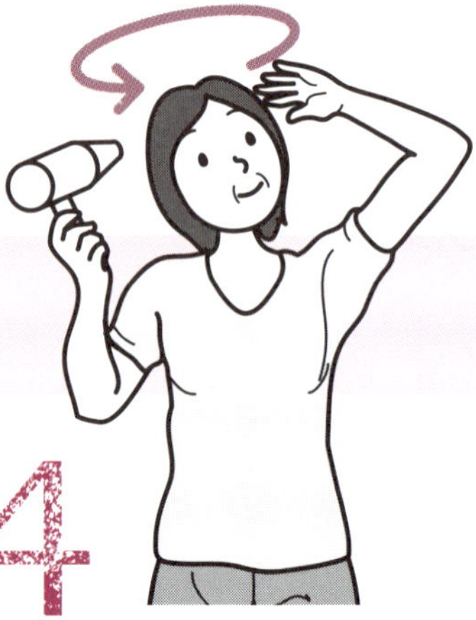

4

最後に左右それぞれにぐるりとまわします

コラム 4

自分の体を嫌いにならないで

私が健康について考えるうえでとても大切だと思っているのは、「世の中に誰ひとりとして同じ人はいない」という考え方です。

テレビや雑誌などで様々なダイエット法や健康法が紹介されているのは、みなさんご存じの通りです。なかには大流行するものもあります。ですが、メディアで紹介されるものを同じ期間、同じ回数やっても、全員に同じ効果が出るわけではありません。人には個人差があるからです。

肩こりや腰痛などといった体の悩みがある方は、「なぜ自分はこれができないのだろう」「なんで痛いんだろう」という感情から、「こんな痛みのある体は嫌だ」と考えて、運動に向かう気力をなくしてしまうこともあるようです。

実は私も、減量できなかった頃、自分の体が大嫌いでした。そして、自分自身のすべてが好きになれず、いつも自分を責めてばかりいました。

そんなとき、ある一冊の本に出会いました。その本には、東南アジアの貧困地域で暮らす子どもたちの過酷な日常生活の様子が書かれていました。その文章を読んで、私ははっとさせられました。自分の生きている環境がいかに恵まれているかを痛感したのです。そのときから、自分の体も含め、与えられたすべてのものに感謝しようと決めました。驚いたことに、そのように心が変化すると、私の体も変わり始めたのです。

現在の自分をネガティブにとらえずに、「今を生きている」自分自身を、そのまま認めてあげてください。そうすることで、心が前向きになり、それが運動する意欲にもつながっていきます。少しずつ継続して体を動かしていれば、体は確実に応えてくれます。たった一つしかない、大切な自分の体を嫌いにならずに、まずはありのままを認めることこそ、新しい自分に変われる第一歩ではないかと私は思います。

あとがき

私は子どもの頃から運動が得意でした。中学高校時代はバレーボール部に所属し、空き時間をみつけては積極的にトレーニングを積んでいました。大学時代はライフセービングというハードなスポーツを四年間続け、どんなに苦しい練習も耐えることができました。

しかしながら、大学に入学すると体重が急に一〇キロ増加し、心身のバランスを崩したまま不健康な生活を続けてしまいました。筋力を鍛えたり技能を高める「特定の運動」を「特定の時間」にできても、日常生活のなかで健康のために定期的に行う運動は身についていなかったのです。

成人になって、私は自分と同じ思いをしている人がとても多いことに気づきました。「昔は部活で活躍していたんだけど……」と言いながらメタボの体型を気にする社会人や、「体育の授業以来、全く運動していない」という学生にたくさん出会いました。内閣府の発表によると、成人の約七割が、運動不足だと感じているそうです。

運動不足で悩んでいる人のために体操を考えて、自分自身も含め、みんながいきいきできる社会になってほしい……、そんな願いをこめてパジャまくら体操を考案しました。現在も、様々なニーズに合わせた体操を考案して、地域の方々と一緒に楽しみながらエクササイズを行っています。

私が住む福島県は、二〇一一年三月一一日、東日本大震災に襲われました。現在も家族を失った苦しみやふるさとに戻れない悲しみと闘っていらっしゃる方が大勢います。震災が起きたことで、それまで当たり前にあった生活が一変してしまいました。私は、この経験を通して、「当たり前」がどれほど素晴らしいことなのかを痛感させられました。

体が動くこと、仕事ができること、ご飯を食べられること、今日一日生きられること、こんな普通に思えることは、実は奇跡であり、とても幸せなことなのです。

せっかく与えられた大切な命です。与えられた今日という一日に感謝し、今を生きる大切な「体」を、自分自身の手でぜひ健康にしていきましょう。毎日の心地よい運動が、少しでもみなさんの生活の輝きにつながりますように。

最後になりましたが、「パジャまくら体操」講座を最初に行うきっかけをつくってくださった、有限会社サンサン代表取締役の佐久間喜重様に御礼申し上げます。佐久間社長のお力添えがなければ、体操講座を行うことも、この本をつくることもありませんでした。心から感謝の気持ちでいっぱいです。

郡山市立安積公民館元館長の田代春男様、同公民館元職員の橋本須賀子様。パジャまくら体操を最初からずっとずっと温かく応援していただき本当にありがとうございます。お二人にどれほど勇気づけられているか分かりません。お二人に応援していただける私は幸せ者です。

川俣町農村広場応急仮設住宅の体操講座でお世話になっている、自治会長の廣野太様とスタッフの皆様、山木屋地区の皆様。皆様の笑顔が私の希望です。現在も困難があると思いますが、いつも皆様のご健康を力いっぱいお祈りしております。

最後に、この本を手に取ってくださったお一人おひとりに感謝いたします。皆様とのつながりこそが、私の元気の源です。どうもありがとうございました。皆様の輝く毎日を応援しています。

岡田麻紀

二〇一四年六月

装幀
渡邊民人（TYPEFACE）

本文レイアウト
森田祥子（TYPEFACE）

イラスト
児玉智則

岡田麻紀　おかだ・まき

福島県生まれ。健康生活研究所所長、福島大学非常勤講師。日本大学文理学部体育学科卒、福島大学大学院教育学研究科修了（保健体育科）。桜の聖母短期大学で専任講師を務めた後、現職。福島県柳津町「うとちゃん体操」・郡山市「羽ばたけ！　がくとくん」など、健康促進の体操・ダンスを次々と開発するかたわら、各地の講演・講習や仮設住宅での体操指導に取り組む。テレビ、ラジオなどメディア出演多数。2008年に発表した「やきとりじいさん体操」が話題となり、「YouTube Video Awards 2008」（ハウツー／科学と技術部門）を受賞した。著書に『やせる！　楽しい！　若返る！　やきとりじいさん体操』（ダイヤモンド社）がある。

パジャまくら体操《たいそう》　介護ライブラリー

2014年6月16日　第1刷発行

著　者　岡田麻紀《おかだまき》
発行者　鈴木　哲
発行所　株式会社講談社
東京都文京区音羽二丁目12-21　郵便番号112-8001
電話　出版部　03-5395-3560
販売部　03-5395-3625
業務部　03-5395-3615
印刷所　凸版印刷株式会社
製本所　株式会社若林製本工場

ISBN978-4-06-282460-6

N.D.C.367.7　98p　21cm